Ratgeber Verfolgungsängste und Verfolgungswahn

Ratgeber zur Reihe Fortschritte der Psychotherapie
Band 52

Ratgeber Verfolgungsängste und Verfolgungswahn

Dr. Lea Ludwig, Dipl.-Psych. Valeska Hug

Die Reihe wird herausgegeben von:

Prof. Dr. Martin Hautzinger, Prof. Dr. Tania Lincoln, Prof. Dr. Jürgen Margraf, Prof. Dr. Winfried Rief, Prof. Dr. Brunna Tuschen-Caffier

Die Reihe wurde begründet von:

Dietmar Schulte, Klaus Grawe, Kurt Hahlweg, Dieter Vaitl

Lea Ludwig
Valeska Hug

Ratgeber Verfolgungsängste und Verfolgungswahn

Informationen für Betroffene und Angehörige

hogrefe

Dr. Lea Ludwig, geb. 1989. Seit 2022 Klinische Tätigkeit als Psychologin an der Klinik und Poliklinik für Psychiatrie und Psychotherapie, Universitätsklinikum Hamburg-Eppendorf.

Dipl.-Psych. Valeska Hug, geb. 1983. Seit 2017 selbstständig als Therapeutin in der Praxisgemeinschaft Eppendorfer Weg und seit 2021 bei „projekt märz": Psychologische Praxis für Eingliederungshilfe (ASP) und Psychotherapie tätig.

Bibliografische Information der Deutschen Nationalbibliothek
Die Deutsche Nationalbibliothek verzeichnet diese Publikation in der Deutschen Nationalbibliografie; detaillierte bibliografische Daten sind im Internet über http://dnb.dnb.de abrufbar.

Hogrefe Verlag GmbH & Co. KG
Merkelstraße 3
37085 Göttingen
Deutschland
Tel. +49 551 999 50 0
Fax +49 551 999 50 111
info@hogrefe.de
www.hogrefe.de

Illustrationen: Klaus Gehrmann, Freiburg; www.klausgehrmann.net
Umschlagabbildung: © iStock.com by Getty Images / Wavebreakmedia
Satz: Franziska Stolz, Hogrefe Verlag GmbH & Co. KG, Göttingen
Druck: mediaprint solutions GmbH, Paderborn
Printed in Germany
Auf säurefreiem Papier gedruckt

1. Auflage 2023

(E-Book-ISBN [PDF] 978-3-8409-3065-2; E-Book-ISBN [EPUB] 978-3-8444-3065-3)
ISBN 978-3-8017-3065-9
https://doi.org/10.1026/03065-000

Inhalt

Vorwort

Wer Angst hat, bedroht oder verfolgt zu werden, steht unter permanentem Stress. Die Frage, wem zu trauen und viel mehr wem zu *miss*trauen ist, kann ein alltäglicher Begleiter sein. Viele Betroffene erleben sich von ihrem unmittelbaren Umfeld, aber auch von Institutionen, wie zum Beispiel der Polizei, im Stich gelassen und stoßen immer wieder auf Unverständnis. Daraus kann leicht ein Teufelskreis aus Rückzug, noch stärkerer Angst und weiterem Misstrauen entstehen. Angesichts der hohen Stigmatisierung von Menschen mit Verfolgungsängsten ist die Hürde, sich Hilfe zu holen, allerdings oft besonders hoch – sowohl für jene, die betroffen sind, als auch für ihre Angehörigen, die sich häufig hilflos erleben und sich oft große Sorgen machen.

Was steckt hinter dem Misstrauen? Gibt es einen schleichenden Übergang von anfänglichem Misstrauen zu klinisch relevanten Verfolgungsängsten? Wer kann davon betroffen sein? Wie äußern sich Verfolgungsängste und durch welche Lebensumstände werden sie begünstigt? Wie kommt es, dass diese Ängste meist nicht einfach wieder von allein weggehen, und woran kann man erkennen, ob Hilfe nötig ist? Mit diesem Ratgeber möchten wir Sie und Ihre Angehörigen dabei unterstützen, sich mit diesen und weiteren Fragen auseinanderzusetzen und mögliche Antworten zu finden. Wir zeigen, wie unterschiedlich stark Verfolgungsängste ausgeprägt sein können, und dass ihre Extremform – der Verfolgungswahn – nur eine seltene, extreme Ausprägung solcher Ängste darstellt. Aus diesem Grund sprechen wir im Ratgeber auch meistens nur von Verfolgungsängsten.

Unser Ziel ist es, Ihnen die wesentlichen Informationen auf dem aktuellen Forschungsstand zu liefern, damit Sie selbst über Ihren weiteren Weg entscheiden können. Sich zu informieren und Bescheid zu wissen, ist ein erster und besonders wichtiger Schritt, um Kontrolle zurückzugewinnen. Wer Zusammenhänge versteht, wird meistens auch wieder handlungsfähiger. Neben dem Verstehen geht es in diesem Ratgeber aber auch um eine konkrete Hilfestellung. Deshalb haben wir auch konkrete Ideen zur Bewältigung und Selbsthilfe zusammengestellt, die Sie sich mithilfe der Arbeitsblätter im Anhang erschließen können. Mit den zahlreichen praktischen Übungen erhoffen wir uns, Ihnen einerseits ein solides Handwerkszeug mitzugeben, andererseits aber auch Einblicke in Inhalte zu gewähren, die häufig Teil einer Psychotherapie sind. So soll der Ratgeber Menschen mit Verfolgungsängsten Mut machen, sich psychotherapeutische Hilfe zu suchen, wenn eine alleinige Bewältigung nicht mehr möglich ist. Unsere klinischen Erfahrungen und die Ergebnisse wissenschaftlicher Studien zeigen: Es lohnt sich!

Hamburg, Herbst 2022

Lea Ludwig und
Valeska Hug

1 Verfolgungsängste und Verfolgungswahn – Was ist das?

1.1 Wie äußern sich Verfolgungsängste und Verfolgungswahn?

„Du bist doch paranoid!“ – So leicht dieser Satz im Alltag oft ausgesprochen wird, so selten geht es dabei um *Verfolgungsängste*, die behandlungsbedürftig sind. Jeder wird Situationen kennen, in denen er misstrauisch ist: Ob auf dem nächtlichen Weg nach Hause, bei dem wir besonders aufmerksam sind und bei jedem Geräusch aufhorchen, oder etwa, wenn wir meinen, unseren Namen im Gespräch von Nachbarn herauszuhören. Viele Menschen wissen sicherlich auch, dass sie bestimmte Überzeugungen haben, die von anderen als eigentümlich abgetan oder belächelt werden. *Verfolgungswahn* stellt hier das extreme Ende eines fließenden Übergangs von misstrauischen Gedanken bis hin zu Verfolgungsängsten dar. Nach enger klinischer Definition versteht man unter Verfolgungswahn die Überzeugung, man werde von einer anderen Person, einer Gruppe oder einer Organisation bedroht. Als wahnhaft werden diese Ängste dann bezeichnet, wenn sie nicht auf Tatsachen beruhen und wenn hartnäckig an ihnen festgehalten wird, obwohl sie sich nicht bestätigen.

Viele Betroffene berichten, dass sie zunächst den Eindruck hatten, etwas läge in der Luft, oft verbunden mit einem diffusen Gefühl der Angst. Aus diesem vagen Eindruck, dass etwas nicht stimmt, kann sich dann ein misstrauischer Gedanke entwickeln. Man spricht von einer unspezifischen Wahnstimmung, die sich über einzelne Wahnvorstellungen bis zu einem komplexen Wahnsystem entwickeln kann. Meistens tritt ein voll ausgeprägter Verfolgungswahn im Rahmen von Psychosen auf. Viel häufiger kommen jedoch Verfolgungsängste vor und diese können nicht immer einer klinischen Kategorie zugeordnet werden (mehr dazu in Kapitel 1.1.4 und Kapitel 1.1.5). Verfolgungsängste unterscheiden sich von anderen Überzeugungen, für die es nicht immer eindeutige Beweise gibt (z.B. Verschwörungstheorien und religiöse Überzeugungen), dadurch, dass sie sich in der Regel auf die eigene Person beziehen und Leidensdruck verursachen.

Vielleicht kennen Sie solche Ängste auch? Vielleicht vermuten Sie zum Beispiel, dass andere Ihnen nichts Gutes wollen, Ihnen vielleicht sogar schaden wollen? Vielleicht haben Sie auch schon die Diagnose einer paranoiden Psychose oder eine vergleichbare Diagnose erhalten? Unabhängig davon, ob Sie eine Diagnose erhalten haben, eine Diagnose im Raum steht oder ob Sie sich von einer solchen distanzieren, können Sie in diesem Ratgeber wertvolle Informationen finden. Besteht Ihr Hauptproblem aus Ihrer Sicht darin, verfolgt oder schikaniert zu werden, wundern Sie sich womöglich, wenn Ihr Problem bzw. Ihre Gedanken als eine psychische Störung aufgefasst werden. Das Leid, das solche Gedanken meistens verursacht, kann entscheidend dafür sein, sich Hilfe zu suchen: Vielleicht haben Sie festgestellt, dass Ihre Gedanken immer mehr um mögliche Gefahren kreisen und Ihnen wenig Ruhe und Raum für andere Dinge des Lebens bleiben. Möglicherweise ziehen Sie sich immer mehr von Ihren Mitmenschen zurück und stellen fest, dass Sie Ihr Leben aktuell nicht mehr so gestalten können, wie Sie es sich wünschen. Mit den Informationen in diesem Buch hoffen wir, dass wir Sie begleiten können, aus diesem Zustand hinauszufinden, damit Sie wieder voll am Leben teilnehmen können. Dazu möchten wir Ihnen Strategien an die Hand geben, mit denen Sie sich selbst im Alltag entlasten können, und Ihre Motivation stärken, sich vielleicht Hilfe zu holen – ganz unabhängig von einer Diagnose.

Wie sich Verfolgungsängste und Verfolgungswahn auf verschiedenen Ebenen äußern können, wird im Folgenden beschrieben. Die Bedingungen, unter denen es zu einer Verschlimmerung des Misstrauens bis hin zu belastendem, klinisch relevantem Verfolgungswahn kommen kann, werden in Kapitel 2 erläutert. In Kapitel 3 folgen dann Hinweise, was Sie selbst, aber auch Ihre Angehörigen, Freundinnen und Freunde oder ein professionelles Hilfesystem dagegen unternehmen können.

Um die theoretischen Inhalte besser verständlich zu machen, stellen wir Ihnen im Folgenden Anton vor. Er ist auf dem Weg, einen ausgeprägten Verfolgungswahn zu entwickeln. Da es leichter ist, die im Ratgeber geschilderten Zusammenhänge am Beispiel einer sehr deutlich ausgeprägten Form der Verfolgungsängste zu erläutern, haben wir uns für dieses Beispiel entschieden. Es wird uns bis zum Ende des Ratgebers immer wieder begleiten. Natürlich haben viele Menschen auch eine deutlich schwächer ausgeprägte Form der Ängste, also leichte Ängste oder eine dauerhaft leicht misstrauische Grundhaltung. Auch die Geschwindigkeit, mit der sich Ängste zu einem Wahn entwickeln, ist unterschiedlich. Die Entwicklung der Ängste bei Anton ist also eher im Zeitraffer beschrieben.

Fallbeispiel: Antons Welt wird immer bedrohlicher

Der 20-jährige Anton leidet unter starken Ängsten, die sich vor allem auf seine Mitmenschen beziehen. Von seiner ehemaligen Wohngemeinschaft fühlt er sich zunehmend „hinausgeekelt", woraufhin er schließlich in ein neues Stadtviertel zieht, das jedoch für Probleme und offene Auseinandersetzungen bekannt ist. Eines Tages bedroht ihn ein Nachbar: Er steht mit einer Axt vor Antons Tür, um ihn einzuschüchtern. In der Folge nimmt Antons Misstrauen anderen gegenüber sowie das Bedürfnis, sich selbst zu schützen, immer mehr zu. Ein paar Tage später sieht er „Ungeklärte Mordfälle" im Fernsehen, was sein Unbehagen gegenüber anderen Menschen zusätzlich steigert. Zur gleichen Zeit hört er im Radio von einer Entführung. Die Polizei sei den Entführern auf den Fersen. Er erinnert sich, dass ihn die Nachbarin heute Morgen so komisch angesehen hat, und schlussfolgert, dass er wohl verdächtigt werde. Anton beginnt, vermehrt auf Äußerungen von Nachbarn zu achten, ist „auf der Hut" und zieht sich immer mehr zurück. Er verdunkelt die Wohnung und reagiert nicht mehr auf das Läuten des Telefons, da er vermutet, abgehört zu werden. Er kann an nichts anderes mehr denken und schläft kaum noch. Anton ist sich jetzt sicher, dass sie es auf ihn abgesehen haben, und die Ängste steigern sich bis zur Todesangst.

1.1.1 Typische Gedanken bei Verfolgungsängsten

Gedanken, wie „Die haben es auf mich abgesehen", „Die führen etwas gegen mich im Schilde", „Ich bin denen hilflos ausgeliefert" und „Jemand könnte mich beobachten", kommen bei Verfolgungsängsten häufig vor. Vielleicht handelt es sich dabei noch um eine vage Überlegung oder um eine Interpretation, die Menschen mit Verfolgungsängsten mit etwas Abstand selbst als überzogen bezeichnen würden. Vielleicht sind Betroffene aber auch schon sehr überzeugt, dass etwas gegen sie im Gang ist, wie etwa, dass sie vom Geheimdienst verfolgt werden oder dass Mitmenschen ihnen erheblichen Schaden zufügen wollen. Vielleicht haben sie aber auch andere Befürchtungen.

Fallbeispiel: Anton

Wenn Anton Nachbarn miteinander reden sieht, befürchtet er beispielsweise, dass sie ihn beobachten und besprechen, wie sie ihn aus seiner Wohnung kriegen können.

Gerade wenn es sich um solche bedrohlichen Gedanken handelt, ist es naheliegend, dass man sich nicht oder nur schwer von diesen Gedanken lösen kann: Wer sich bedroht fühlt, möchte sich in aller Regel schützen, möchte vorbereitet sein und möglichst keine Hinweise auf eine akute Gefahr versäumen. Vergleichbar etwa mit einem Scheinwerfer, der nicht die gesamte Szene, sondern nur einen bestimmten Teil beleuchtet, ist die Aufmerksamkeit dann aber häufig verstärkt auf die angstbesetzten Details gerichtet. Mit diesem Tunnelblick entstehen oft negative Gedankenschleifen, wie sie für Verfolgungsängste typisch sind. Meist wird vom Schlimmsten ausgegangen und eine Sorge reiht sich an die nächste.

Erschwerend kommt hinzu, dass Menschen mit Verfolgungsängsten bei ihren Mitmenschen häufig auf Unverständnis stoßen oder sogar als „verrückt" bezeichnet werden. Zu den ohnehin schon bedrohlichen Gedanken reihen sich dann zusätzlich Hilflosigkeit, der Eindruck, von anderen ausgegrenzt und ausgeschlossen zu sein, sowie vielleicht ein negatives Selbstbild (z. B. „Ich bin anders als andere, ich gehöre nicht dazu"), die die Tendenz zum Rückzug verstärken.

Nur zu gut kann man sich vorstellen, wie ein solch negatives Selbstbild in Kombination mit Unverständnis und Abwertung seitens anderer in einen Teufelskreis mündet, welcher den Gedanken, sich in Acht nehmen zu müssen, nur weiter verstärkt. Darum zielt eine erfolgreiche Psychotherapie unter anderem auf das Hinterfragen der Gedanken und auf die Stärkung des Selbstwertgefühls der Betroffenen ab (vgl. hierzu Kapitel 3).

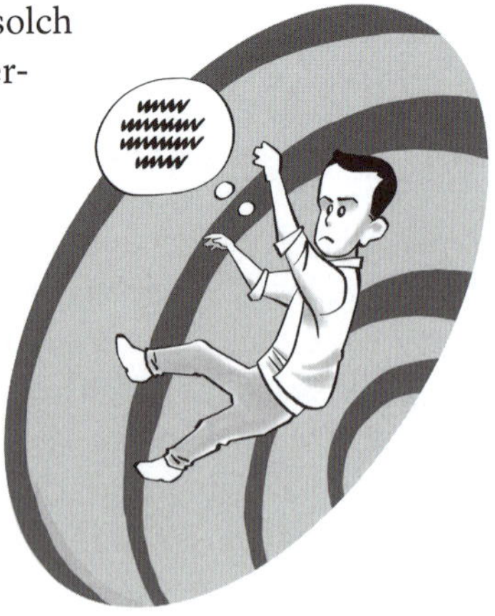

1.1.2 Wesentliches Gefühl bei Verfolgungsängsten: Angst

Es ist urmenschlich, auf wahrgenommene Bedrohung mit Angst zu reagieren. Das kann von einem diffusen Gefühl der Besorgnis bis hin zur Panik reichen. Vielleicht hat eine solche Panik bei Ihnen sogar bereits zu Panikattacken geführt und womöglich für zusätzliche Verunsicherung und Angst gesorgt. Eventuell kommen auch Gefühle von Traurigkeit, Scham, Ärger sowie Hoffnungslosigkeit dazu. Durch das Erleben sozialer Isolation und Einsamkeit werden solche unangenehmen Gefühle oft verstärkt. Es ist außerdem bekannt, dass neben den Verfolgungsängsten häufig zusätzlich eine Depression oder eine Angststörung vorliegen kann – eine Kombination, die nochmal untermauert, wie hoch der Leidensdruck von Menschen mit Verfolgungsängsten sein kann. In Kapitel 2.2.3 wird genauer dargestellt, wie Gefühle und auch die Art, wie wir sie regulieren, mit Verfolgungsängsten zusammenhängen. Kapitel 3 bietet dann Lösungsstrategien: Wir erklären Ihnen, wie genau Sie daran ansetzen können, um die Belastung durch unangenehme Gefühle zu verringern.

1.1.3 Typisches Verhalten bei Verfolgungsängsten

Sicherheit und Kontrolle gehören zu den wesentlichen Grundbedürfnissen des Menschen. Wer Verfolgungsängste hat, erlebt sich somit in den grundlegendsten Bedürfnissen bedroht und richtet sein Verhalten dementsprechend darauf aus, sich sicher zu fühlen und sich zu schützen.

Fallbeispiel: Anton

Anton beispielsweise zieht sich zurück, meidet es, auf die Straße zu gehen, und dunkelt seine Fenster ab. Durch sein Verhalten versucht er, Situationen zu vermeiden, in denen er angegriffen werden könnte.

Wir bezeichnen ein solches Verhalten in diesem Ratgeber als *Sicherheitsverhalten*. Sicherheitsverhalten soll dazu dienen, Gefahr abzuwenden und möglichst eine Sicherheit herzustellen. Sicherheitsverhalten kann von Person zu Person, aber auch von Situation zu Situation unterschiedlich aussehen. Möglicherweise kennen Sie von sich, dass Sie, wenn Sie Angst haben, lieber auf den Boden gucken und direkten Blickkontakt meiden. Vielleicht wollen Sie aber auch lieber alles ganz genau im Blick behalten und sehen sich besonders häufig um, um genau zu prüfen, ob andere Menschen etwas im Schilde führen könnten.

Vielleicht vermeiden Sie bestimmte Situationen, in denen Sie sich von anderen beobachtet oder bedroht fühlen, wie beispielsweise öffentliche Verkehrsmittel, oder ganz generell Menschenmengen. Manchmal stellt selbst das eigene Zuhause kein sicheres Refugium mehr dar und Fenster werden abgedunkelt wie bei Anton oder die Betroffenen gehen nicht mehr ans Telefon.

Manche der Betroffenen versuchen, Sicherheit herzustellen und Kontrolle zu gewinnen, indem sie die Polizei und andere Institutionen einbeziehen. Da das Charakteristische an Verfolgungsängsten jedoch ist, dass für Außenstehende keine Indizien für eine tatsächliche Bedrohung zu finden sind, stoßen diese Versuche meist auf Unverständnis und Ablehnung seitens der anderen Personen. Die ersehnte Hilfe bleibt also aus. Resignation und Rückzug nehmen in der Folge zu.

1.1.4 Wann sollte man Hilfe in Anspruch nehmen?

Um es gleich vorwegzunehmen: Hilfe ist nötig, wenn Sie und/oder Ihr Umfeld durch die Verfolgungsängste belastet sind, sich Ihre Ängste auf alle Lebensbereiche ausweiten und ein angstfreier Alltag kaum mehr möglich ist. Um Verschlechterungen vorzubeugen oder gar nicht erst in eine gewisse Handlungsunfähigkeit zu geraten, ist es aber sinnvoll, sich schon früher mit Unterstützungsmöglichkeiten zu beschäftigen. In Kapitel 3.2 beschreiben wir, welche Optionen es gibt, sich Unterstützung zu holen.

Vielleicht fragen Sie sich auch, ob Ihre Verfolgungsängste noch normal oder schon als krankhaft oder wahnhaft einzustufen sind. Zwar spielt bei dieser Frage auch der *Inhalt* der Gedanken eine gewisse Rolle (z. B. ist es vielleicht etwas weniger belastend, wenn man „nur" befürchtet, der Chef wolle einen aus der Abteilung „rausmobben", als wenn man befürchtet, eine organisierte kriminelle Bande habe es auf einen abgesehen). Allerdings ist der *Inhalt* Ihrer Überzeugungen weniger relevant als

- die Frage, *wie sehr* Sie mit Ihren ängstlichen Gedanken *beschäftigt* sind. Denken Sie zum Beispiel nur ab und zu, dass die Nachbarn Ihnen schaden wollen, oder beschäftigt Sie das sehr viel?

- der *Grad der Überzeugung.* Zweifeln Sie noch an Ihrer Überzeugung oder sind Sie hundertprozentig sicher, dass Sie es richtig einschätzen?
- die damit verbundene *Belastung.* Können Sie der Sache relativ entspannt begegnen oder macht es Sie fertig?

Natürlich können sich diese Aspekte auch gegenseitig beeinflussen. Häufig ist es so, dass eine Person, je mehr sie sich mit ungewöhnlichen Gedanken beschäftigt, umso überzeugter ist, dass diese stimmen müssen. Infolgedessen orientiert sich das Verhalten am Inhalt der Gedanken. Es dreht sich immer um diesen Gedanken, es entsteht häufig eine Art Tunnelblick, und die damit verbundene Belastung wird immer stärker. Häufig wird dann externe Hilfe benötigt, um Abstand zu den Gedanken gewinnen und eine distanzierte Perspektive einnehmen zu können.

Exkurs: Kontinuum der Verfolgungsängste

Eine klare Grenze zwischen dem unbeeinträchtigten „üblichen“ Erleben und klinisch relevanten Verfolgungsängsten gibt es nicht. Der Übergang ist fließend und die Anzahl sowie die Intensität von Bedrohungsgedanken liegen vielmehr auf einem Kontinuum mit graduellen Abstufungen. Beispiele dieser Abstufungen von leichtem Misstrauen bis hin zu klinisch relevanten Verfolgungsängsten werden häufig als Hierarchie dargestellt (vgl. Abbildung 1).

Für viele Menschen scheint es durchaus alltäglich zu sein, Gedanken zu haben, wie zum Beispiel, dass Freunde, Bekannte oder Fremde feindliche Absichten haben oder sie bewusst beobachten. So glaubt rund ein Viertel aller Deutschen laut Befragungen, dass andere mit Absicht versuchten, ihnen zu schaden. Der sogenannten Kontinuumshypothese zufolge bewegen wir uns im Laufe unseres Lebens alle zwischen den Polen „geringes“ und „starkes“ Aufkommen solcher Gedanken sowie „geringe“ und „starke“ Belastung durch die Verfolgungsängste.

Erst wenn Verfolgungsängste mit einer erheblichen Belastung der Betroffenen selbst und/oder des Umfeldes sowie mit belastenden Veränderungen der Lebensumstände und beeinträchtigtem Funktionieren im Alltag einhergehen, werden sie als klinisch bedeutsam bezeichnet. Wie lange es dauert, dass sich Verfolgungsängste zu einem Verfolgungswahn entwickeln, kann von Person zu Person sehr unterschiedlich sein: So berichtete beispielsweise ein Fünftel der Personen, die einen Verfolgungswahn entwickelt hatten und die in einer

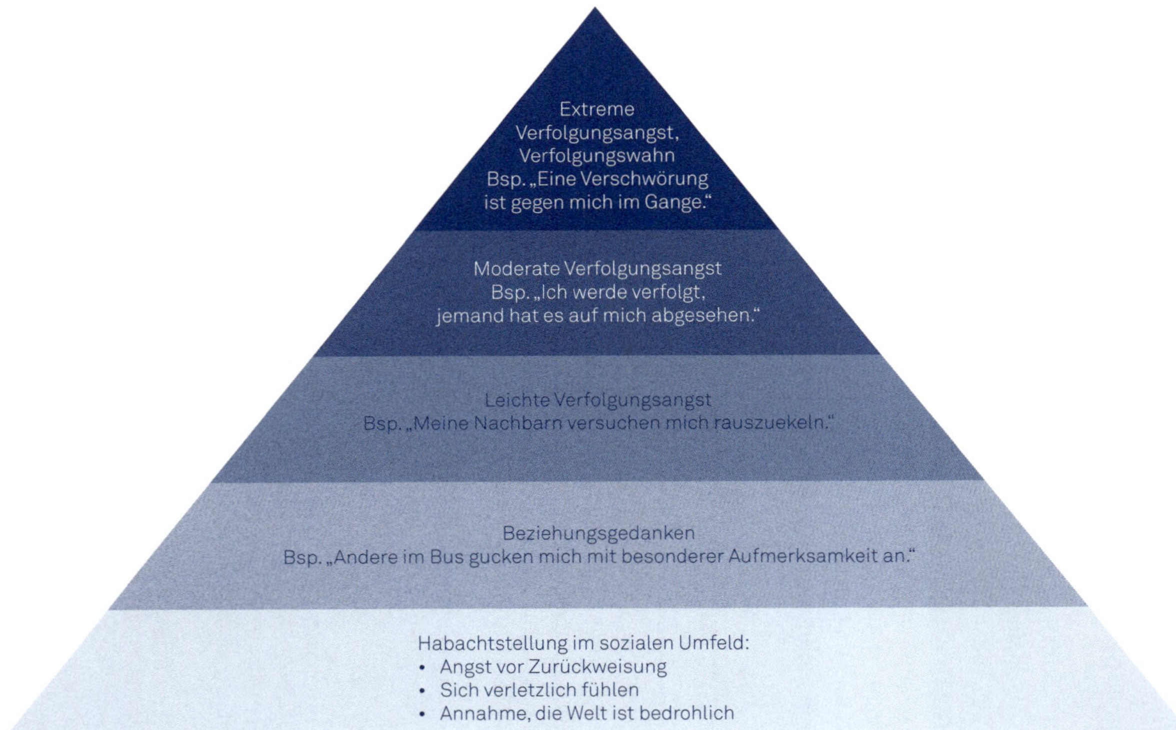

Abbildung 1: Hierarchie der Verfolgungsängste (in Anlehnung an Freeman & Garety, 2014)

Untersuchung in Großbritannien rückblickend nach ihren individuellen Erfahrungen befragt wurden, dass es mehrere Jahre dauerte, bis sie sich sicher waren, dass ihnen Schaden zugefügt werden sollte. In der Untersuchung wurden insgesamt 100 Personen befragt. Jeweils etwa ein Drittel der befragten Personen gab an, dass es ihnen innerhalb weniger Monate oder innerhalb weniger Tage klar wurde, dass sie einen Verfolgungswahn entwickelt hatten. Auch wenn diese Daten aus nur einer einzigen Studie stammen und erst im Rückblick erhoben wurden, gewinnt man durch sie doch einen guten Eindruck davon, dass die Entstehung eines Verfolgungswahns sehr unterschiedlich verlaufen kann und sich daher immer der genaue Blick auf die betroffene Person lohnt.

Um grob einordnen zu können, wie stark Ihre Verfolgungsängste ausgeprägt sind, können Sie den Selbsttest im Arbeitsblatt 1 (vgl. Anhang, Seite 99) durchführen.

In Tabelle 1 werden am Beispiel von Antons Gedanken verschiedene Abstufungen von Verfolgungsängsten mittels klinischer Bezeichnungen dargestellt. Dabei steigt die Intensität und der Belastungsgrad mit jeder Zeile der Tabelle an (von oben nach unten).

Tabelle 1: Stufen von Verfolgungsängsten (inkl. Beispielgedanken von Anton)

Wahnstimmung	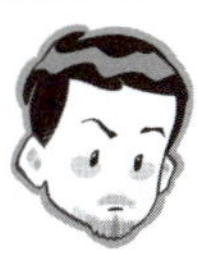 © Klaus Gehrmann	„Es liegt etwas in der Luft. Irgendetwas stimmt nicht.“
Wahnwahrnehmung	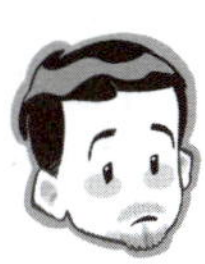 © Klaus Gehrmann	„Immer, wenn ich aus dem Fenster schaue, regt sich etwas in dem dunklen Auto, das seit ein paar Tagen vor dem Haus steht. Die Autonummer ist identisch mit meinem Jahrgang und es ist ein amerikanisches Kennzeichen.“

Tabelle 1: Fortsetzung

Wahneinfall	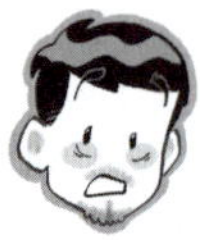 © Klaus Gehrmann „Heute Morgen ist mir klar geworden, dass das dunkle Auto dort steht, seit ich die Sendung über ‚ungeklärte Mordfälle' gesehen habe. Amanda Knox (der Engel mit den Eisaugen) hat mich dabei direkt angesehen."
Wahngedanken	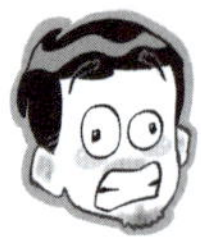 © Klaus Gehrmann „Vor einiger Zeit habe ich verstanden, und das weiß ich jetzt ganz sicher, dass sie testen wollten, wie ich auf die Sendung reagiere. Ich habe ebenfalls blaue Augen und war auch schon in Italien, wo der Mord passiert ist. Ich darf jetzt keinen Fehler machen, sonst holen sie mich ab."
Systematischer Wahn	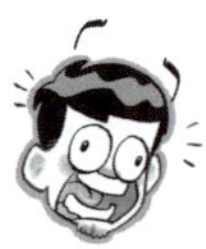 © Klaus Gehrmann „Jetzt ist es ganz klar. Ich werde verdächtigt. Sie wollen mich holen, um der Bevölkerung einen Schuldigen vorzuführen. Das Knacken in der Leitung zeigt, dass mein Telefon abgehört wird. Auch meine Schwester steckt mit denen unter einer Decke, sonst hätte sie heute nicht gefragt, ob sie mich besuchen kann. Wenn ich jetzt die Türe öffne, nehmen sie mich mit."

1.1.5 Diagnosen rund um den Verfolgungswahn

Eine Diagnose dient Ärztinnen und Ärzten sowie Psychotherapeutinnen und Psychotherapeuten als Orientierung für die Behandlungsplanung sowie Forschenden, um bestimmte Patientengruppen zu untersuchen. Zudem ist sie eine Voraussetzung für die Übernahme der Kosten einer Psychotherapie durch die Krankenkasse.

Um eine Diagnose stellen zu können, greifen Klinikerinnen bzw. Kliniker üblicherweise auf zwei Klassifikationssysteme, in denen psychische Störungen beschrieben werden, zurück: Dies ist zum einen die ICD-10 (Internationale statistische Klassifikation der Krankheiten; Dilling & Freyberger,

2010), die in der Krankenversorgung genutzt wird (z. B. bei der Abrechnung von ärztlichen Leistungen mit den Krankenkassen), und zum anderen das DSM-5 (Diagnostisches und Statistisches Manual Psychischer Störungen), welches hauptsächlich im wissenschaftlichen Kontext verwendet wird (APA/Falkai et al., 2015).

Eine gute Diagnostik ist dann gegeben, wenn Expertinnen bzw. Experten sogenannte standardisierte Gespräche durchführen, in denen verschiedene psychische Belastungsbereiche abgefragt werden. Durch dieses gründliche Vorgehen wird sichergestellt, dass kein wichtiger Bereich übersehen wird und dass eine Diagnose nicht voreilig erfolgt. Zusätzlich ist häufig der Einbezug von Ärztinnen bzw. Ärzten nötig, da Verfolgungsängste auch bei körperlichen Erkrankungen oder bei Alkohol- und/oder Drogenkonsum auftreten können.

Die in diesem Ratgeber beschriebene Symptomatik findet sich unter dem Begriff „Verfolgungswahn" in verschiedenen Kapiteln der ICD-10 sowie des DSM-5. Im folgenden Kasten stellen wir die Diagnosen mit ihren Kernmerkmalen vor, die am häufigsten im Zusammenhang mit Verfolgungsängsten vergeben werden (vgl. auch Abbildung 2). In einem Exkurs (vgl. Kasten auf Seite 20) widmen wir uns dann noch dem Für und Wider von Diagnosen.

Mögliche Diagnosen im Zusammenhang mit Verfolgungsängsten

- *Paranoide Schizophrenie (ICD-10-Code: F20.0):* Im Fokus stehen häufig paranoide Wahnvorstellungen, meist begleitet von akustischen Halluzinationen und Wahrnehmungsstörungen für mindestens einen Monat in der akuten Phase der Erkrankung.
- *Wahnhafte Störung (ICD-10-Code: F22.0):* Eine Störung, bei der ein mindestens für drei Monate andauernder Wahn oder ein Wahnsystem das einzige oder das am meisten relevante Symptom ist. Andere für die Schizophrenie typischen Symptome fehlen jedoch (z. B. anhaltende und häufige akustische Halluzinationen, desorganisiertes Verhalten).
- *Akute vorübergehende psychotische Störungen (ICD-10-Code: F23):* Eine Gruppe von Störungen, bei denen psychotische Symptome, wie z. B. ein Verfolgungswahn, verbunden mit einer schweren Verhaltensstörung beginnen und innerhalb von weniger als zwei Wochen vollständig ausgeprägt sind. Meist klingen die Symptome vollständig, innerhalb weniger Wochen wieder ab.
- *Schizoaffektive Störungen (ICD-10-Code: F25):* Hier treten Symptome einer Depression oder einer Manie während des Großteils einer akuten Phase

mit der Psychose gemeinsam auf. Depressive Symptome beinhalten z.B. Freud- und Interessensverlust, reduzierter Antrieb und verminderte Aktivität. Eine Manie hingegen ist beispielsweise durch einer der Situation unangemessenen, gehobenen oder gereizten Stimmung und durch einen gesteigerten Antrieb charakterisiert.

Vielleicht fragen Sie sich, warum es so viele unterschiedliche Diagnosen sind. Das ist in der Tat etwas verwirrend und liegt daran, dass wir es nicht mit einem klar abzugrenzenden Krankheitsbild, sondern mit einem Phänomen zu tun haben, das zusammen mit weiteren Symptomen innerhalb verschiedener Diagnosen auftreten kann (vgl. Abbildung 2).

Exkurs: Diagnosen

Diagnosen stellen einen *Bezugsrahmen* dar, wenn wir über Verfolgungsängste sprechen. Eine Diagnose zu bekommen, heißt auch, dass dem Leid, das die meisten Betroffenen erfahren, ein Name gegeben wird. Manche fühlen sich dadurch weniger einsam, weil es auch automatisch bedeutet, dass andere Menschen mit derselben Diagnose womöglich sehr ähnliche Erfahrungen machen. Für eine Behandlung kann es wichtig sein, die Diagnose zu kennen, um die Planung der Behandlung danach auszurichten. Psychotherapeutisch kann eine Diagnose beispielsweise dabei unterstützen, ein Modell zu entwickeln, durch das deutlich wird, was für die Therapie zu beachten ist und welche Ansatzpunkte sich anbieten. Gleichzeitig kann eine Diagnose zu Angst vor einer Stigmatisierung führen. Sätze wie „Du bist doch schizophren" werden leider allzu leicht im abwertenden Alltagsjargon verwendet, was dazu führt, dass sich Menschen, die tatsächlich an einer schizophrenen Erkrankung leiden, häufig negativ beurteilt und sich verständlicherweise unverstanden fühlen.

Merke

Diagnosen haben ihr Für und Wider. Für die erfolgreiche Behandlung und die Erforschung von Verfolgungsängsten sind sie meist essenziell. Für Sie als Individuum können sie sowohl entlastend als auch belastend sein. Ein Austausch mit Behandelnden, Ihrem privaten Umfeld oder gar anonym auf verschiedenen Plattformen im Internet, kann helfen, um Ihren eigenen Standpunkt zu finden.

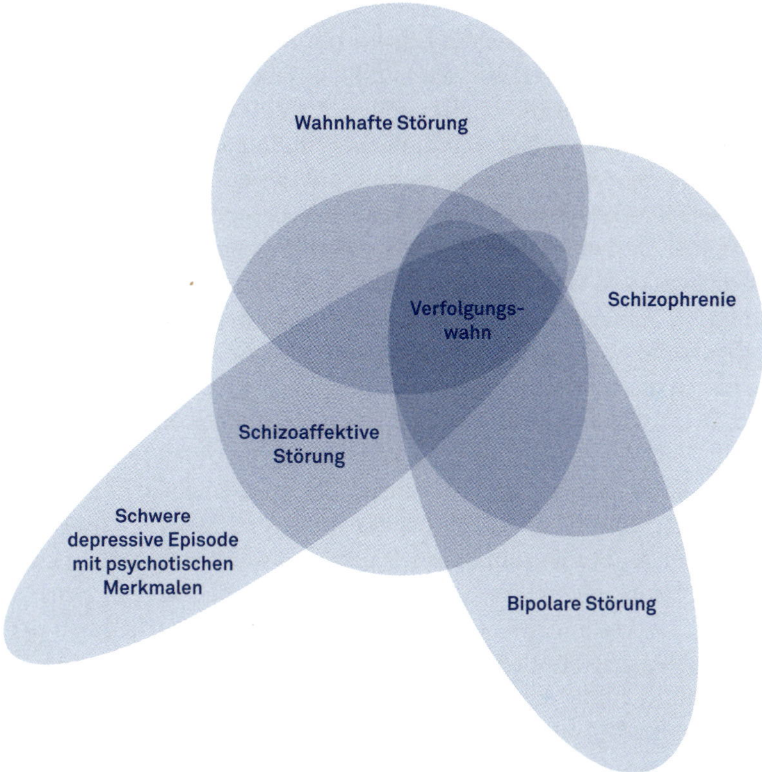

Abbildung 2: Verfolgungsängste bzw. -wahn als Symptome unterschiedlicher Diagnosen – Vereinfachte Darstellung der sich überschneidenden Kategorien

Im Anhang auf Seite 94 finden Sie Adressen verschiedener Plattformen im Internet, auf denen Sie sich mit anderen Betroffenen austauschen können.

> Wie oben bereits erwähnt, bietet Ihnen das Arbeitsblatt 1 (vgl. Anhang, Seite 99) die Möglichkeit, einen Selbsttest durchzuführen. Dieser kann Ihnen helfen, den Krankheitswert Ihrer Verfolgungsängste grob einzuschätzen. Diagnosen jedoch können nur von Expertinnen bzw. Experten vergeben werden.

1.2 Wie viele Menschen erleben Verfolgungsängste?

In unserer klinischen Praxis erleben wir oft, dass sich viele Menschen mit ihren Verfolgungsängsten sehr allein fühlen. Vielleicht empfinden auch Sie sich mit Ihren Gedanken – auch womöglich aufgrund von abwertenden Erfahrungen in Ihrem Umfeld – von anderen isoliert und unverstanden. Zu wissen, dass es viele andere Menschen gibt, die an Verfolgungsängsten leiden, ist für viele Betroffene eine Erleichterung. Entsprechend kann der Anschluss an Gruppen, in denen Betroffene sich über ihre persönlichen Erfahrungen austauschen, Gold wert sein (vgl. hierzu auch die Hinweise im Anhang auf Seite 94ff.). Wie bereits beschrieben, kommen misstrauische Gedanken in der Allgemeinbevölkerung gar nicht so selten vor. Einer britischen Studie zufolge finden sich mildere Formen von Verfolgungsängsten bei 27 % aller Menschen: Diese schließen gelegentliche Verfolgungsängste mit geringer Belastung ein. 15 % der Befragten weisen sogar deutlich erhöhte, aber noch nicht klinisch relevante Werte auf: Hier treten die Ängste häufiger auf und auch die Belastung fällt stärker aus als bei den milderen Formen. Diese Personen stimmten in der Studie zum Beispiel Aussagen wie den folgenden zu: „Bestimmte Personen hatten es auf mich abgesehen", „Ich war mir sicher, dass mir jemand Leid zufügen wollte" und „Es war schwierig, nicht daran zu denken, dass Menschen wollten, dass es mir schlecht geht"[1]. Wenden wir unseren Blick in Richtung des extremen Endes des Kontinuums, also der Spitze der Pyramide (vgl. Abbildung 1 auf Seite 16), können folgende Zahlen festgehalten werden: Circa 7 von 1.000 Menschen erhalten im Laufe ihres Lebens die Diagnose „Schizophrenie" und circa 2 von 1.000 Menschen die Diagnose „Wahnhafte Störung". Diese Personen leiden nicht *alle* unter Verfolgungswahn, jedoch ein großer Teil dieser Menschen. Konkrete Zahlen zur Häufigkeit eines vollausgeprägten Verfolgungswahns in der Gesamtbevölkerung liegen Schätzungen zufolge bei etwa 4 bis 5 % der Bevölkerung.

1 Den gesamten Fragenkatalog finden Sie in Form des Selbsttests (vgl. Arbeitsblatt 1) im Anhang auf Seite 99.

1.3 Wie stabil sind Verfolgungsängste und können sie auch wieder ganz weggehen?

Verfolgungsängste können in ihrer Intensität variieren, abhängig von unserem Stresslevel, unserer Belastung, aber auch unserem Verhalten und unserem Umgang damit. Bei erfolgreicher Bewältigung der psychischen Störung können sich die Ängste auch ganz zurückbilden. Aus der Forschung über Verfolgungswahn im Rahmen psychischer Störungen, insbesondere der Schizophrenie (vgl. Kasten „Mögliche Diagnosen im Zusammenhang mit Verfolgungsängsten“ auf Seite 19), weiß man, dass bei etwa einem Fünftel der Betroffenen Wahnüberzeugungen nur einmalig und zeitlich begrenzt auftreten. Häufiger ist es so, dass es immer mal wieder Phasen gibt, in denen die Überzeugungen erneut auftreten, oder dass Betroffene trotz Besserung eine gewisse Vorsicht aufrechterhalten, dass Betroffene also beispielsweise stets etwas misstrauischer oder ängstlicher sind als ihr Sitznachbar in der U-Bahn. Diese Muster bei sich gut zu erkennen und einzuschätzen, d.h. feine Antennen für stressreiche Situationen und Lebensphasen zu entwickeln, ist demnach eine wichtige Voraussetzung dafür, um selbst Einfluss auf den Verlauf der Ängste nehmen zu können.

Je früher eine geeignete Therapie begonnen wird, desto günstiger ist meist der Verlauf. Und selbst wenn sich Verfolgungsgedanken bei Ihnen hartnäckig halten sollten, können Sie als Betroffene bzw. als Betroffener und auch Ihre Angehörigen viel tun, um trotzdem gut und selbstbestimmt zu leben.

1.4 Wie wirken Verfolgungsängste auf andere?

Wer unter Verfolgungsängsten leidet, befindet sich meist in Not und erlebt großen Stress. Dieses Leid geht an anderen Menschen im Umfeld oft nicht spurlos vorbei. Im Gegenteil, viele Angehörige machen sich große Sorgen. Manche Angehörige oder Personen aus dem Freundes- und Bekanntenkreis sind vielleicht verunsichert und auch enttäuscht, weil man ihnen nicht vertraut. Eventuell erleben auch Sie, dass andere verärgert sind, weil sie sich beschuldigt fühlen. Vielleicht haben die Menschen in Ihrem Umfeld auch Schwierigkeiten, zu verstehen, wie belastend die Ängste für Sie sind und wie sie so viel Raum im Leben einnehmen können. Vielleicht haben Sie auch die

Erfahrung gemacht, dass sich andere aus diesen Gründen zunehmend von Ihnen zurückziehen und das Gespräch mit Ihnen meiden. Das kann frustrierend und enttäuschend sein und im schlimmsten Fall sogar die misstrauischen Gedanken und Verfolgungsängste verstärken (z. B. „Jetzt sind die auch noch gegen mich"). Schnell entsteht ein Teufelskreis, in dem sich die Fronten verhärten und Sie sich womöglich noch einsamer fühlen. Um das zu vermeiden, ist es hilfreich, zu versuchen, die andere Perspektive einzunehmen und/oder sich externe Hilfe zu holen (vgl. Kapitel 3.2).

2 Entstehung: Wie werden aus anfänglichem Misstrauen Verfolgungsängste?

Viele unterschiedliche Faktoren sind daran beteiligt, dass Verfolgungsängste entstehen. Fachleute sprechen von sogenannten multifaktoriell bedingten psychischen Erkrankungen, bei denen in der Regel nicht ein einzelner Grund für die Entstehung der Beschwerden ausgemacht werden kann. Vielmehr handelt es sich um verschiedene Faktoren, die zusammenwirken und jeweils einen kleinen Beitrag zur Entstehung leisten.

In diesem Zusammenhang ist es ebenso wichtig, die Faktoren in den Blick zu nehmen, die dafür verantwortlich sind, dass die Ängste nicht einfach wieder verschwinden, sondern – im Gegenteil – bestehen bleiben oder sogar noch schlimmer werden.

Es kann hilfreich sein, sich erst einmal einen Überblick über die individuellen Faktoren zu verschaffen, die an der Entstehung der Ängste beteiligt sind und zu ihrer Aufrechterhaltung beitragen. Das gemeinsame Ergründen der Umstände, unter denen sich die Beschwerden entwickelt haben, ist auch ein wichtiger Bestandteil einer Psychotherapie. Doch auch die selbstständige Beschäftigung mit der Entstehung der eigenen Verfolgungsängste und Teufelskreise, von denen einige oben bereits angesprochen wurden, kann eine Orientierung bieten und auch schon mögliche „Exit-Strategien" aus den Teufelskreisen aufzeigen.

Im Folgenden geben wir Ihnen einen Überblick über diejenigen Faktoren, die nach heutigem Wissen häufig mit Verfolgungsängsten verbunden sind. Wichtig bei der Diskussion über die Ursachen der Beschwerden ist: Sie selbst sind immer die Expertin bzw. der Experte Ihrer Ängste. Vielleicht haben Sie bereits eine recht genaue Vorstellung davon, wie sich das Misstrauen und die Verfolgungsängste bei Ihnen entwickelt haben. Womöglich sind Sie aber noch auf der Suche nach einer Erklärung dafür, wie solche Ängste bei Ihnen persönlich entstehen konnten. Die im Folgenden beschriebenen Faktoren können Ihnen dabei helfen, Ihr eigenes „Entstehungsmodell" zu entwickeln (vgl. auch das Fallbeispiel auf Seite 39f.). Oftmals ist so etwas im „Alleingang" aber auch gar nicht so leicht. Dann lohnt es sich, dieses Thema in einer Psychotherapie anzugehen und die folgenden Punkte lediglich als erste Anregung zu nehmen.

Wir unterscheiden bei den Faktoren zwischen Risikofaktoren, auslösenden Faktoren und aufrechterhaltenden Faktoren, die verschiedenen Phasen der Entstehung von Verfolgungsängsten entsprechen:

1. *Risikofaktoren* schaffen eine Grundlage dafür, dass eine Person anfällig für die Entwicklung von Verfolgungsängsten ist. Sie sind sozusagen der Nährboden für Auslösefaktoren. Wir betrachten hier zunächst die *genetischen Risikofaktoren* (vgl. Kapitel 2.1.1) und anschließend die äußeren Umstände, d.h. *soziale Risikofaktoren*, die die Entwicklung von Verfolgungsängsten begünstigen (vgl. Kapitel 2.1.2). Anschließend blicken wir in den folgenden Kapiteln darauf, wie diese Risikofaktoren uns anfällig machen können (vgl. Kapitel 2.2).
2. *Auslösende Faktoren* führen schließlich zur Ausbildung von Verfolgungsängsten, wenn durch das Vorliegen von Risikofaktoren eine erhöhte Anfälligkeit dafür besteht (vgl. Kapitel 2.3.1).
3. *Aufrechterhaltende Faktoren* begünstigen, dass die Beschwerden weiter existieren und nicht von allein verschwinden (vgl. Kapitel 2.3.2).

Merke

Die Entstehung von Misstrauen und Verfolgungsängsten im Allgemeinen ist vielschichtig und auf ein komplexes Zusammenwirken unserer Lebensumstände und -erfahrungen, der Art, wie wir die Welt sehen und interpretieren, und unserer biologischen Ausstattung zurückzuführen. Das Muster, das durch das Zusammenspiel dieser verschiedenen Aspekte entsteht, sieht bei jeder bzw. jedem anders aus. Es gibt also keine Erklärung, die für alle Betroffenen passt. Bei manchen spielen vor allem die Erfahrungen eine wichtige Rolle. Bei anderen sind es wiederum die anlagebedingten Faktoren, die zu einer Anfälligkeit führen. Mit Sicherheit lässt sich jedoch sagen, dass es keinen alleinigen hinreichenden Grund für die Entstehung von Verfolgungsängsten gibt.

2.1 Allgemeine Risikofaktoren

2.1.1 Genetische Risikofaktoren: Welche Rolle spielt die erbliche Veranlagung?

Es gibt keine Studien, die die Vererbbarkeit von Verfolgungsängsten direkt untersuchen. Da Verfolgungsängste aber häufig im Rahmen psychischer Störungen vorkommen, wie in Kapitel 1.1.5 beschrieben, können wir auf die Befunde zur Erblichkeit der entsprechenden Störungen zurückgreifen. Gerade bei der Gruppe der psychotischen Störungen gibt es Studien, die den Einfluss genetischer Risikofaktoren klar belegen. Einige Zahlen können dies veranschaulichen: Das Risiko, an einer Schizophrenie zu erkranken, liegt ohne erbliche Vorbelastung bei 1 %. Wenn aber eine entfernt verwandte Person an Schizophrenie leidet, liegt es schon deutlich höher, nämlich bei circa 2 bis 3 %. Sind beide Elternteile an Schizophrenie erkrankt, erhöht sich das Risiko für ihre Kinder auf 20 bis 40 %. Es gibt aber nicht ein bestimmtes Gen, das für die Entwicklung von Schizophrenie oder gar Verfolgungsängsten verantwortlich ist. Vielmehr spielen kleine Variationen bei einer großen Anzahl von Genen eine Rolle. Nach aktuellem Stand der Forschung sind über 100 genetische Risikovarianten für die Schizophrenie identifiziert. Jede einzelne dieser Genvarianten beeinflusst das Erkrankungsrisiko an sich nur um wenige Prozentpunkte. Bedeutsam wird der genetische Einfluss also eher dann, wenn mehrere Risikogene vorliegen oder in Kombination mit sozialen Risikofaktoren auftreten, d. h. mit den Erfahrungen, die eine Person in ihrem Leben macht.

2.1.2 Soziale Risikofaktoren: Welche Spuren hinterlässt die Biografie?

Vielen Menschen, die unter Verfolgungsängsten leiden, ist gemein, dass sie sehr ungünstige Erfahrungen in ihrer Kindheit gemacht haben. Vielleicht haben auch Sie traumatische Erfahrungen gemacht, haben z. B. emotionalen, sexuellen oder körperlichen Missbrauch und/oder Vernachlässigung erlebt. Bei Menschen mit Verfolgungsängsten ist die Wahrscheinlichkeit erhöht, dass sie solche Erfahrungen machen mussten. Je häufiger und schwerwiegender die Traumatisierungen, desto wahrscheinlicher ist die Ausprägung der Verfolgungsängste.

Auch Migration, Armut, Diskriminierung und Mobbing wurden als soziale Risikofaktoren untersucht und es wurde deutlich, dass auch diese die Entstehung von Verfolgungsängsten begünstigen. Im Folgenden sind Beispiele für negative Erfahrungen aufgeführt, die häufig im Zusammenhang mit späteren Verfolgungsängsten berichtet werden.

Beispiele: Negative soziale Erfahrungen von Menschen mit Verfolgungsängsten

- Eine Betroffene, die in einem Großraumbüro arbeitete, wurde jahrelang von ihren Kollegen und Vorgesetzten gemobbt.
- In einem Mehrfamilienhaus entfachte ein Nachbarschaftsstreit über Lärmbelästigung. Ein Betroffener berichtet, dass ihm sein Nachbar daraufhin regelmäßig ein benutztes Taschentuch in den Briefkasten warf.
- Eine Betroffene migrierte in jungen Jahren mit ihrer Familie aus Pakistan nach Deutschland. Sie erlebte immer wieder starke Ausgrenzungen und fühlte sich nie zugehörig.
- Ein Betroffener berichtet, dass seine Mutter kalt und herzlos gewesen sei. Es habe ihm zwar nicht an Nahrung oder Kleidung gemangelt, aber ein gutes Wort sei nie über ihre Lippen gekommen.
- Eine Betroffene berichtet, dass ihr Vater sie regelmäßig willkürlich bestraft und manchmal sogar geschlagen hat. Oft hat sie gar nicht gewusst, was sie falsch gemacht hat.
- Ein Betroffener beschreibt, dass seine Eltern ständig gestritten hätten und er immer zwischen beiden gestanden habe. Er habe nicht gewusst, was er machen sollte, und habe sich selbst für die schlechte Stimmung zu Hause schuldig gefühlt.
- Eine Betroffene erlebte in jungen Jahren einen sexuellen Missbrauch durch ihren Onkel. Sie schämte sich so sehr, dass sie sich niemandem anvertraute.

Dies sind nur einige Beispiele negativer Erfahrungen, die Betroffene im Kontext sozialer Begegnungen gemacht haben – oft lange bevor sie die Verfolgungsängste entwickelten. Auch wenn nicht zwangsläufig alle Betroffenen solche Erfahrungen gemacht haben, ist leicht vorstellbar, wie hier ein Nährboden für eine misstrauische Grundhaltung anderen Menschen gegenüber entsteht.

2.2 Wie macht Sie das anfällig?

Genetische und soziale Risikofaktoren können also für sich genommen, aber auch durch ihr Zusammenwirken, Menschen anfällig für Verfolgungsängste machen. Diese Anfälligkeit entsteht, weil sowohl die genetische Ausstattung als auch unsere Erfahrungen prägen, wie wir die Welt sehen, wie wir Informationen verarbeiten, wie wir mit Stress und Gefühlen umgehen und wie gut körperliche Selbstheilungsprozesse funktionieren. Im Folgenden erklären wir genauer, wie diese Aspekte die Entstehung von Verfolgungsängsten begünstigen.

2.2.1 Negative Annahmen über andere und sich selbst

Die Erfahrungen, die eine Person im Laufe ihres Lebens macht, prägen unweigerlich ihre Grundüberzeugungen über sie selbst und die Welt. Wir sprechen von einem sogenannten Glaubenssystem, das jeder Mensch aufgrund seiner Erfahrungen entwickelt und das prägt, mit welchen Erwartungen er zukünftigen Situationen begegnet. Das folgende Beispiel macht diesen Zusammenhang nochmals deutlich.

> **Fallbeispiel: Frau S.**
>
> Frau S. wurde jahrelang von Kollegen an ihrem Arbeitsplatz gemobbt. Zudem wurde sie bereits als Kind während der Schulzeit von anderen Personen gehänselt. Womöglich hat sie Annahmen entwickelt, wie „Ich bin anderen gegenüber hilflos ausgeliefert" und „Ich muss auf der Hut sein". Entsprechend richtet sie ihr Verhalten ganz darauf aus, niemandem eine Angriffsfläche zu bieten. So versucht sie, sich unauffällig zu verhalten, vermeidet Gespräche mit Kollegen und schaut ihnen lieber nicht in die Augen. „Die wollen mir nichts Gutes", denkt sie sich. Ihr Misstrauen ist nach einer Weile nicht mehr nur auf ihre Kollegen am Arbeitsplatz gerichtet, es fällt ihr auch zunehmend schwer, anderen Menschen zu vertrauen, die ihr eigentlich wohlwollend entgegentreten. „Die könnten böse und gemein sein", vermutet sie. Bei allen sozialen Begegnungen schrillen die Alarmglocken: „Nimm dich in Acht", sagt sie sich und verpasst so immer wieder die Möglichkeit, vielleicht auch mal positive Erfahrungen zu machen. Gleichzeitig zweifelt sie auch an sich: „Die anderen schließen mich aus, also muss etwas an mir nicht stimmen."

Auch in unserer klinischen Praxis erleben wir immer wieder, welch tiefe Verletzungen durch solche Ausgrenzungserfahrungen bei Betroffenen entstehen können. Zu negativen Annahmen über andere Menschen kommen oft auch negative Gedanken über sich selbst. Vielleicht kennen Sie das auch von sich, dass Sie sich manchmal als minderwertig empfinden und sehr kritisch über sich selbst denken. Entsprechend diesem Glaubenssystem werden Sie die Ereignisse in Ihrem Leben interpretieren. In mehrdeutigen Situationen (z. B., wenn Ihr Nachbar Sie nicht grüßt) kann dieses Glaubenssystem wie ein Filter wirken und Erklärungen zugunsten einer negativen Interpretation wahrscheinlicher machen (z. B. „Mein Nachbar kann mich nicht leiden. Ich muss mich in Acht nehmen" statt beispielsweise „Mein Nachbar ist wahrscheinlich gestresst und hat mich nicht gesehen. Es hat nichts mit mir zu tun"). In Kapitel 3.1.8 stellen wir Ihnen Strategien vor, die Ihnen dabei helfen können, negative Sichtweisen über sich und andere zu hinterfragen, abzumildern oder sogar zu verwerfen.

Merke

Glaubenssysteme, so fest verankert sie auch erscheinen mögen, sind veränderbar.

Fazit

Unsere Erfahrungen prägen unweigerlich unser Glaubenssystem, das heißt die Art und Weise, wie wir andere und uns selbst wahrnehmen und bewerten. Das ist in etwa vergleichbar mit einer getönten Brille, die über alles, worauf wir unseren Blick lenken, eine Art Interpretationsfilter legt. Wer in seinem Leben schmerzliche Erfahrungen machen musste und dabei immer wieder gelernt hat, dass auf andere Menschen kein Verlass ist oder andere Menschen gar bedrohlich sind, wird verständlicherweise anderen gegenüber misstrauisch eingestellt sein. Gleichzeitig entstehen oft auch Gefühle von Minderwertigkeit und Betroffene gehen besonders kritisch mit sich selbst um.

2.2.2 Schnelles Urteilen und andere kognitive Prozesse

Soziale und genetische Risikofaktoren bedingen, wie wir Informationen verarbeiten und welche Schlüsse wir über uns und die Welt ziehen. Die unterschiedliche Art und Weise, wie Menschen mit Informationen umgehen und wie sehr sie abwägen, kann also eine Erklärung dafür bieten, wieso eine bestimmte Person eher als eine andere dazu neigt, Verfolgungsängste zu entwickeln. Klingt kompliziert? Ist es aber nicht.

Es liegt in der Natur des Menschen, dass wir Ordnung und Sinn in den Geschehnissen der Welt suchen und gern feste Vorstellungen darüber haben, wie sie funktioniert. Manchmal verrennen wir uns und schenken solchen Informationen, die unsere Vorstellung bestätigen, mehr Aufmerksamkeit als solchen, die ihr widersprechen. Diese Art, mit Informationen umzugehen, könnte man auch als „schnelles Urteilen" bezeichnen. Während beim langsamen Urteilen mehr Informationen zur finalen Urteilsbildung miteinbezogen werden, beruht die Schlussfolgerung beim schnellen Urteilen auf weniger Informationen. Schnelles Urteilen ist nur allzu menschlich. Viele von uns bevorzugen einfache Erklärungen. Dabei übersehen wir aber, dass es für die meisten Ereignisse vielschichtige Gründe gibt, also mehrere Faktoren eine Rolle spielen. Gleichzeitig kann ein und dasselbe Ereignis auf ganz unterschiedliche Gründe zurückzuführen sein.

Diese einseitige Informationsaufnahme kann, wie in Kapitel 1.1.1 bereits erwähnt, mit einem Scheinwerfer verglichen werden. Ein Scheinwerfer, der bestimmte Aspekte einer Situation stark beleuchtet und in den Vordergrund rückt, während andere Teile im dunklen Schatten verborgen und dadurch unbemerkt bleiben (vgl. Exkurs im folgenden Kasten). Um eine Situation richtig einzuschätzen, scheint es jedoch wichtig zu sein, sie in ihrer Gesamtheit wahrzunehmen und nicht nur einen Teil. Dies bedeutet also, dass es für eine ausgewogene Entscheidungsfindung bei komplexen Angelegenheiten oft besser ist, möglichst viele Informationen miteinzubeziehen und auch für gegenteilige Erfahrungen offen zu bleiben. Da die Gründe für Ereignisse (z.B. menschliches Verhalten) oft vielschichtig sind, ist es zudem hilfreich, nicht in ein Schwarz-Weiß-Denken zu verfallen (also beispielsweise nicht zu denken, dass jemand entweder gut oder böse ist oder dass etwas allein meine Schuld oder allein die Schuld des anderen ist), sondern anzuerkennen, dass verschiedene Aspekte eine Rolle spielen und dass man etwas auch nicht immer mit Sicherheit wissen kann.

Exkurs: Scheinwerfer in Stresssituationen

Die Verengung unserer Aufmerksamkeit auf die bedrohlichen Aspekte einer Situation ist in erster Linie ein sehr hilfreicher Mechanismus, den die Natur klug eingerichtet hat. In Gefahrensituationen ist es wichtig, möglichst effizient mit der vorhandenen Energie zu haushalten und entsprechend schnell reagieren zu können. Stellen Sie sich vor, Sie sehen eine Schlange. In Sekundenschnelle müssen Sie entscheiden, welche Reaktion wohl eher Ihr Überleben sichert: Flucht? Kampf? Erstarren? Die Ausschüttung des Stresshormons Adrenalin führt zur Verengung Ihrer Aufmerksamkeit, damit Sie blitzschnell reagieren können. Wenn man einer Schlange begegnet, ist dieser Fokus des Scheinwerfers also sinnvoll. Bei komplexeren sozialen Situationen, die häufig keine reflexartige Reaktion erfordern, sondern eine Abwägung verschiedener Informationen, führt dieser Scheinwerfer jedoch oft dazu, dass wichtige Details übersehen werden und man voreilig eine vielleicht falsche Schlussfolgerung zieht.

Fazit

Folgende Denkstile können die Entwicklung von Verfolgungsängsten begünstigen:

1. *Einseitige Informationsaufnahme.* Man schenkt nur bestimmten Informationen Aufmerksamkeit, obwohl die Gründe für ein Ereignis oft komplex sind (Scheinwerfer-Effekt).
2. *Zu schnelles Urteilen.* Man tendiert dazu, bereits anhand erster verfügbarer Informationen ein abschließendes Urteil zu fällen.
3. *Hartnäckiges Festhalten.* Man hält am ersten Urteil fest und ignoriert Informationen, die dem widersprechen.

2.2.3 Umgang mit Stress und unangenehmen Gefühlen

Soziale und genetische Faktoren können auch Einfluss darauf haben, wie wir mit Stress und belastenden Situationen umgehen. Bei entsprechender Anfälligkeit kann es beispielsweise vorkommen, dass Stressoren als belastender und als weniger kontrollierbar wahrgenommen werden. Womöglich erleben Sie sich als besonders empfindlich gegenüber äußeren Stressoren (wie z.B. Lärm, Hitze, Konflikte) und haben bereits gemerkt, dass Stress schnell zu unangenehmen Gefühlen (vor allem zu Angst) führt, die wiederum mit Verfolgungsängsten einhergehen können. Vielen fällt es auch schwer, von allein wieder „runterzukommen". Deshalb neigen manche Menschen bei starker Belastung sogar dazu, Drogen zu nehmen, um unangenehme Gefühle abzudämpfen. Allen voran wird im Zusammenhang mit Verfolgungsängsten häufig Cannabis genannt. Einige Betroffene berichten davon, Cannabis zu konsumieren, um ihre unangenehmen Gefühle zu regulieren. Leider ist diese Art der Regulation besonders ungeeignet, da ein regelmäßiger THC-Konsum Verfolgungsängste direkt *auslösen* kann, sodass man sich hier schnell in einem Teufelskreis befindet. Ob die beruhigende Wirkung von Cannabis ohne THC, wie beispielsweise von CBD (ein Cannabinoid), eine angemessene Alternative wäre, ist wissenschaftlich noch nicht erwiesen.

2.2.4 Botenstoffe

Insbesondere wenn Verfolgungsängste im Rahmen von Psychosen auftreten, ist bekannt, dass Botenstoffe im Gehirn - vor allem das Dopamin (aber auch das Serotonin oder das Glutamat) - verändert sein können. Botenstoffe sind essenziell für die Weiterleitung von Informationen im Gehirn. Dopamin ist unter anderem entscheidend für die Vermittlung von sozialer Bedrohung und Angst. Es wird vermutet, dass Menschen mit Verfolgungsängsten einen Überschuss an Dopamin produzieren. Die Frage nach dem genauen Mechanismus ist jedoch nicht abschließend geklärt. Es ist nicht eindeutig, inwiefern die Veränderung im Dopaminsystem auf genetische Risikofaktoren zurückzuführen ist oder ob sie vielmehr mit sozialen Risikofaktoren, also den Erfahrungen, die wir gemacht haben, zusammenhängt. Auch der umgekehrte Weg, nämlich dass die Verfolgungsängste zu einem veränderten Dopaminhaushalt führen, ist plausibel. Nach aktuellem Forschungsstand wäre es also zu vereinfacht dargestellt, Verfolgungsängste lediglich mit einem veränderten Dopaminsystem zu erklären.

Merke

Die Suche nach den Ursachen für die Entstehung psychischer Beschwerden hat Vor- und Nachteile. Sie kann Ihnen helfen, sich einen Überblick über die Entstehung Ihrer psychischen Beschwerden zu verschaffen und sich mit Ihrer eigenen Lebensgeschichte auseinanderzusetzen. Gleichzeitig besteht allerdings eine gewisse Gefahr, dass Sie sich als Betroffener oder Angehöriger auf einen einzelnen Risikofaktor konzentrieren mit der durchaus verständlichen Hoffnung, dass, wenn Sie nur an dieser Stellschraube drehen, alles wieder gut wird. Es kann zu großer Enttäuschung führen, wenn es nicht so einfach klappt. Die Beschwerden als Ergebnis verschiedener ungünstiger Entwicklungen zu verstehen, schützt Sie vor solchen Enttäuschungen und kann Ihnen helfen, Ihren Blick für verschiedene Ansatzpunkte zu öffnen.

Das folgende Beispiel aus der Literatur kann dies veranschaulichen. In der *Schachnovelle* von Stefan Zweig beginnt ein Häftling, der von jeglichen Reizen abgeschottet wird, aus lauter Verzweiflung, mithilfe eines kleinen Schachbüchleins Schach gegen sich selbst zu spielen. Mit der Zeit entwickelt der Protagonist einen ausgefeilten Wahn, den er als Schachvergiftung bezeichnet. Diese Entwicklung ist jedoch nicht allein durch die geistige Reizarmut zu erklären, sondern nur in der Kombination mit dem fehlenden Schlaf und der ständigen geistigen Überforderung sowie der hohen Anspannung des Häftlings, der kurz vor dem Verhör steht. Vermutlich würde jede und jeder von uns Verfolgungsängste oder sogar einen Verfolgungswahn entwickeln, wenn wir nur lange genug einen Mangel an Sinnesreizen und Schlaf erlebten und in ständiger emotionaler Anspannung wären.

2.2.5 Gestörter Schlaf

Schlaf ist ein essenzielles Thema, wenn es um Verfolgungsängste geht. Dass Schlafentzug kurzzeitig zu Psychose-ähnlichen Symptomen führen kann, ist lange bekannt. Schlafstörungen sind unter Menschen, die unter Verfolgungsängsten leiden, weit verbreitet. Vielleicht haben auch Sie Probleme beim Einschlafen oder Durchschlafen, leiden an zu frühem Erwachen oder gar an einem „Zuviel" an Schlaf? In der psychotherapeutischen Praxis erleben wir häufig, dass Patienten einen verbesserten Schlaf als sehr wichtigstes Behandlungsziel nennen. Schlafstörungen sind nicht nur bei Betroffenen zu finden, die bereits unter stark ausgeprägten Verfolgungsängsten leiden, sondern gelten auch als sogenannte Vorläufer klinisch relevanter Verfolgungsängste, die für ebendiese eine Grundlage bilden. Es wird dabei angenommen, dass gestörter Schlaf die Art, wie Menschen denken (d.h. die bereits genannten kognitiven Prozesse, vgl. Kapitel 2.2.2), verändert und dadurch anfälliger für Verfolgungsängste macht. Dennoch ist die Frage, ob Schlafstörungen Verfolgungsängste begünstigen oder andersherum, noch nicht abschließend geklärt. Vermutlich sind beide Wege relevant. Erste Untersuchungen zeigen jedenfalls, dass Interventionen zur Schlafverbesserung Verfolgungsängste reduzieren können. In Kapitel 3.1.3 geben wir Ihnen deshalb einige Tipps, was Sie selbst tun könnten, um Schlafstörungen wieder loszuwerden.

2.3 Auslösende und aufrechterhaltende Faktoren: Wie entstehen die Ängste und warum gehen sie nicht von allein weg?

2.3.1 Wenn der Stress auf fruchtbaren Boden fällt

Welche Umstände letztlich dazu führen, dass ein Mensch mit einer Anfälligkeit für Verfolgungsängste auch tatsächlich solche Ängste oder gar einen Wahn entwickelt, ist von Person zu Person sehr unterschiedlich. Klar ist, dass zur bloßen Anfälligkeit noch etwas hinzukommen muss, und das sind belastende Situationen, die wir zu Beginn des Kapitels 2 als „auslösende Faktoren" bezeichnet haben. Das Modell in Abbildung 3 veranschaulicht, welche Rolle die verschiedenen Faktoren spielen.

Das Modell zeigt, dass soziale und genetische Faktoren den Nährboden bereiten. Die Anfälligkeit äußert sich durch ungünstige emotionale Prozesse (z.B., dass man sensibel auf Stress reagiert, Stress nicht so gut bewältigen kann und immer wieder belastende unangenehme Emotionen erlebt) und Bewertungsprozesse (z.B. bestimmte Grundüberzeugungen und einen eher negativ gefärbten Blick auf sich und andere). Wenn nun akuter Stress hinzukommt (z.B. durch Konflikte bei der Arbeit, in der Familie oder in der Nachbarschaft), kann es bei einer entsprechenden Anfälligkeit zu einer erhöhten Anspannung kommen. Wie wir in Kapitel 2.2.2 bereits beschrieben haben, ist es nicht ungewöhnlich, sondern urmenschlich, dass es unter Stress zu einer Art Interpretationsfilter kommt. Dann richten wir unseren Scheinwerfer eher auf solche Aspekte, die Angst machen, um uns besser vor ihnen schützen zu können. Hier kommen aber auch unsere individuellen Prägungen nochmal ins Spiel: Denn die Art, wie wir denken (z.B., wenn wir die Neigung haben,

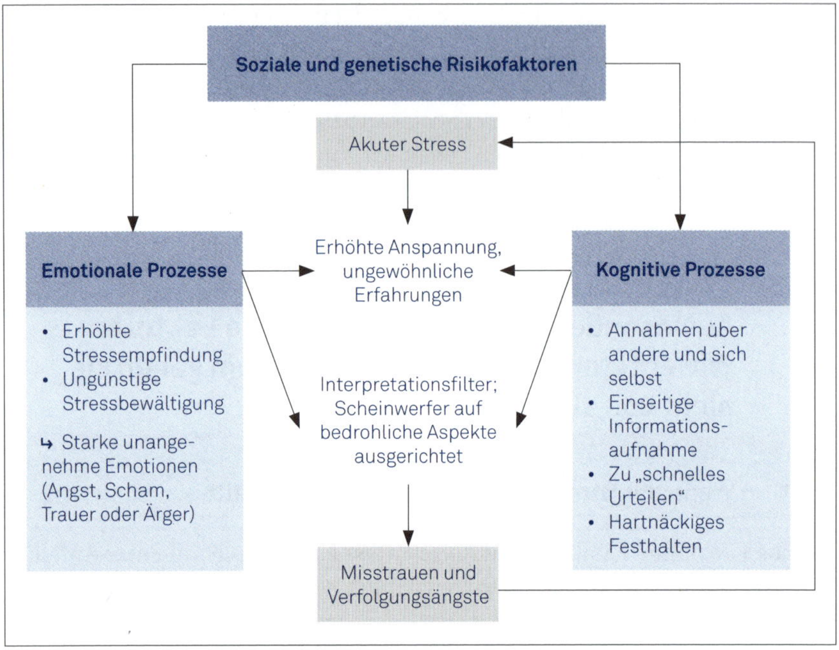

Abbildung 3: Modell zur Entstehung von Verfolgungsängsten (in Anlehnung an Lincoln & Heibach, 2017, modifiziert nach Freeman et al., 2002)

schnell und aus dem Bauch heraus zu urteilen oder die Dinge eher negativ zu sehen), aber auch, wie wir Stress verarbeiten (z. B., wie schnell und stark unangenehme Emotionen bei uns getriggert werden), können diesen Fokus verstärken. Dann haben Misstrauen sowie Verfolgungsängste leichtes Spiel.

2.3.2 Warum die Verfolgungsängste nicht von allein weggehen

Wir hoffen, es ist etwas klarer geworden, wie es zu Verfolgungsängsten kommen kann. Eine naheliegende Frage, die Sie sich vermutlich auch stellen, ist nun, warum sich die Verfolgungsängste so hartnäckig halten. Vielleicht erleben Sie das auch, dass nämlich Ihre Verfolgungsängste interessanterweise oft auch dann nicht weggehen, wenn sich der gefürchtete Gedanke (z. B. „Andere wollen mir ernsthaften Schaden zufügen“) über einen langen Zeitraum nicht bewahrheitet. Warum hält man trotzdem an solchen Überzeugungen fest, auch wenn sie meist so viel Leid mit sich bringen? Viele der oben genannten Faktoren, die an der Entstehung dieser Ängste beteiligt sind, zählen auch zu den sogenannten *aufrechterhaltenden* Faktoren der Verfolgungsängste. Einige wesentliche aufrechterhaltende Faktoren sind im folgenden Kasten aufgelistet.

Auswahl an Mechanismen bzw. Faktoren, die Verfolgungsängste aufrechterhalten können

- *Sicherheitsverhalten.* Die Vermeidung von Kontakt und Situationen, die bedrohlich wirken, verstärkt letztlich die Unsicherheit und Verfolgungsängste, da korrigierende Erfahrungen und damit einhergehende entlastende Gefühle ausbleiben.
- *Grübeln.* Wenn sich Befürchtungen ständig gedanklich im Kreis drehen und man sich gedanklich auf das Schlimmste vorbereitet, im Glauben daran, sich so auf zukünftige Ereignisse vorbereiten zu können und sich dann weniger unsicher zu fühlen, führt dies langfristig eher zu noch mehr Unsicherheit und zur Aufrechterhaltung der Befürchtungen.
- *Schlafstörungen.* Schlechter Schlaf hält Verfolgungsängste auf mehreren Ebenen aufrecht: Er führt oft nicht nur zu vermehrten unangenehmen Gefühlen, die Bedrohungsgedanken begünstigen, sondern schränkt auch die Kapazitäten ein, die ein Mensch braucht, um mit Stress gut umzugehen.
- *Negative Gedanken über andere.* Negative Gedanken über andere zu haben, verhindert oft, dass alternative Interpretationen in Betracht gezogen werden. Sie können dafür sorgen, dass Verfolgungsängste nicht hinterfragt werden und damit bestehen bleiben.
- *Halluzinationen bzw. Stimmenhören.* Oft untermauern Stimmen die misstrauischen Befürchtungen bei Verfolgungsängsten und können die betroffene Person zusätzlich schikanieren. So führt das Stimmenhören häufig zu weiterer Unsicherheit, Hilflosigkeit und zu Handlungsunfähigkeit. Die Folge: Ängste bleiben bestehen oder werden sogar noch stärker.

Am Beispiel des sogenannten Sicherheitsverhaltens möchten wir ausführlicher erklären, wie ein sich selbst aufrechterhaltender Kreislauf in Bezug auf Verfolgungsängste aussehen kann. Wie in Kapitel 1.1.3 bereits beschrieben, zählt sogenanntes Sicherheitsverhalten, wie z. B. öffentliche Verkehrsmittel zu meiden, sich zurückzuziehen oder Blickkontakt zu vermeiden, zu den ganz typischen Verhaltensweisen, die Betroffene einsetzen, um sich sicherer zu fühlen. Die Krux bei diesen Verhaltensweisen besteht darin, dass sie langfristig Unsicherheit und Ängste nur verstärken und somit das Gegenteil von dem bewirken, was eigentlich erreicht werden soll. Auf den ersten Blick mag das nicht einleuchtend sein, aber lassen Sie es uns am Beispiel von Anton erklären:

Fallbeispiel: Anton

Anton versucht jeglichen Kontakt zu Nachbarn und anderen Mitmenschen zu vermeiden. Manchmal jedoch, wenn er das Haus verlassen muss, um beispielsweise das Nötigste einzukaufen, kann es vorkommen, dass er einem Nachbarn im Haus begegnet. Dann schaut er schnell zu Boden und geht zügig an ihm vorbei. Ähnlich ist es mit dem klingelnden Telefon: Zur Sicherheit geht Anton nicht ran, er könnte schließlich abgehört werden.

In beiden Situationen passiert also letztlich nichts Schlimmes, was dazu führt, dass Anton zunächst erleichtert ist und seine Angst kurzfristig abnimmt. Er merkt jedoch nicht, dass die Situation auch ohne sein Sicherheitsverhalten ungefährlich ist. Mehr noch, er verpasst, dass sein Nachbar einfach nur mit sich selbst beschäftigt ist oder ihn womöglich sogar freundlich anlächelt. Am Telefon verpasst er eventuell seine besorgte Schwester, die ihm ihre Hilfe anbieten möchte. „Korrigierende“ gegenteilige Erfahrungen, also solche, die die Angst abmildern würden, bleiben also aus und Anton zieht sich immer mehr zurück.

Antons Annahme, die Welt sei bedrohlich, bleibt ebenso bestehen wie der Gedanke „Die haben es auf mich abgesehen“. Sie drängt sich vielleicht sogar immer häufiger auf, weil das Sicherheitsverhalten durch die Konzentration auf die bedrohlichen Aspekte unangenehme Gefühle, wie Angst, verstärkt. Langfristig nimmt die Unsicherheit, die Anton in solchen Situationen erlebt, also immer weiter zu, obwohl er genau das durch sein Sicherheitsverhalten vermeiden will. Einige Strategien zum Umgang mit Sicherheitsverhalten erläutern wir ausführlich im Kapitel 3.1.11.

Ein weiterer aufrechterhaltender Faktor, auf den wir kurz näher eingehen möchten, ist das Grübeln. Eventuell kennen Sie das selbst, dass sich negative Gedanken und Befürchtungen aneinanderreihen und Sie häufig vom Schlimmsten ausgehen. Oft grübeln wir, um uns vermeintlich sicherer zu fühlen. Grübeln ist meistens mit dem Glauben verbunden, dass man sich dadurch gut auf eine unsichere Situation vorbereitet. Leider wird Grübeln jedoch ganz im Gegenteil häufig zu einem Faktor, der Verfolgungsängste verstärkt, anstatt sie zu verringern. Diese Art, sich gedanklich auf die schlimmsten Szenarien vorzubereiten, verstärkt letztlich das Gefühl der Unsicherheit und die Annahme, bedroht zu werden. In Kapitel 3.1.6 geben wir Ihnen Strategien an die Hand, wie Sie Grübeln entgegenwirken können.

Exkurs: Was es zusätzlich schwer machen kann – Halluzinationen bzw. Stimmenhören

Gerade wenn Verfolgungsängste im Rahmen von psychotischen Störungen auftreten, kann es vorkommen, dass Menschen auch unter Halluzinationen leiden. Am häufigsten ist dabei das Hören von Stimmen, die für andere nicht wahrnehmbar sind. Was es hier besonders schwer machen kann, ist, dass die Stimmen oft die bedrohlichen Befürchtungen verstärken und mit weiterem Inhalt füllen. Beispielsweise berichten einige Menschen, dass die Stimmen das Verhalten anderer kommentieren (z. B. „Die guckt schon so skeptisch, die hat es auf dich abgesehen“). Stimmen können aber auch an das eigene Verhalten appellieren (z. B. „Nimm dich in Acht, trau niemandem! Bleib zu Hause!“). Wenn Sie selbst davon betroffen sind, kennen Sie vielleicht auch Stimmen, die Sie selbst abwerten und dazu führen, dass Sie sich minderwertig fühlen. Da diese Erfahrungen es in der Regel zusätzlich schwer machen, sich gegen Verfolgungsängste zu behaupten und sich von ihnen zu distanzieren, kann es sinnvoll sein, sich hierzu weiter zu informieren und gegebenenfalls professionelle Hilfe zu holen.

Auf Seite 94 finden Sie Informationen dazu, wie Sie ein professionelles Hilfenetzwerk nutzen können. Zusätzlich möchten wir auf den *Ratgeber Stimmenhören und akustische Halluzinationen* (Schlier & Bremenkamp, in Vorb.) hinweisen, der in Kürze erscheinen wird.

Fallbeispiel: Antons Verfolgungsängste – Entstehung und Teufelskreise

In der Therapie entwickelt Anton gemeinsam mit seiner Therapeutin ein individuelles Modell zur Entstehung und Aufrechterhaltung seiner Ängste (vgl. Abbildung 4).

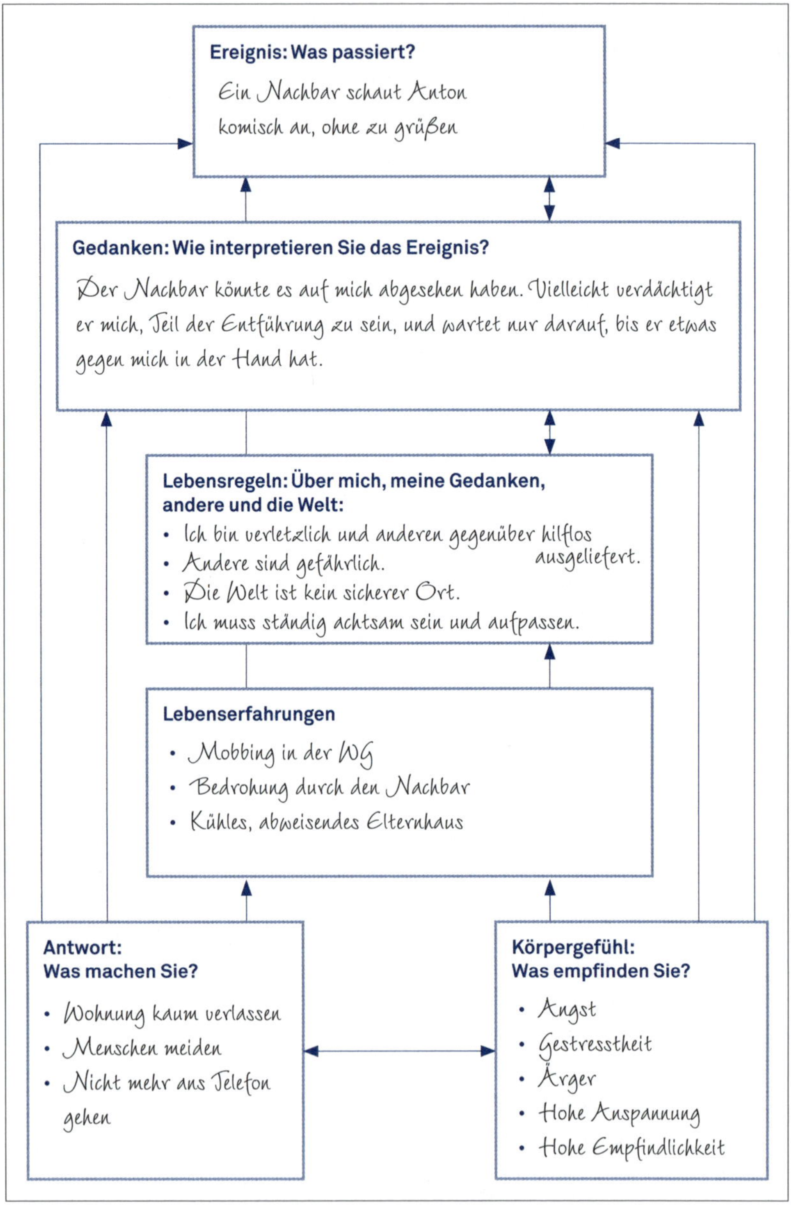

Abbildung 4: Erklärungsmodell zur Entstehung und Aufrechterhaltung von Antons Verfolgungsängsten

Wie man anhand der Pfeile erkennen kann, sind die meisten Bereiche miteinander verbunden und bedingen sich gegenseitig. Das heißt auch, dass man an verschiedenen Bereichen ansetzen kann, um eine Veränderung anzustoßen. Daraus leiten sich übrigens auch später Antons Therapieziele ab.

Fallbeispiel: Anton

Zunächst ist sich Anton jedoch unsicher, ob er seiner Therapeutin trauen kann. Was, wenn sie ihn auch verdächtigt, mit an der Entführung beteiligt zu sein? Eigentlich ist ihm alles zu viel. Die Therapeutin bemerkt die Veränderungen und fragt nach:

Th.: „Herr K., beschäftigt Sie gerade etwas oder benötigen Sie eine Pause?"

Anton entscheidet sich erst einmal für eine Pause. Danach erzählt er nur das Nötigste. Die Therapeutin bemerkt Antons Verunsicherung und versichert ihm, dass er jederzeit frei entscheiden kann, was er erzählt und was nicht. Außerdem ermutigt sie ihn, am besten direkt anzusprechen, wenn ihn etwas verunsichert. Anton nickt und geht erstmal nach Hause. Zu Hause ist er unsicher, ob er richtig gehandelt hat. Die Ängste nehmen zu. Er merkt aber auch, dass er sich wünscht, sich wieder sicherer zu fühlen und Vertrauen in sich und andere Menschen zurückzugewinnen, um sich nicht mehr so ausgeschlossen zu erleben. Er nimmt sich vor, mit seiner Therapeutin nächstes Mal über seine Ambivalenz zu sprechen.

Wenn Sie selbst auf die Suche gehen und besser verstehen möchten, wie Ihre Geschichte, Ihre aktuellen Erfahrungen, Ihr Verhalten, Ihr Erleben und Ihre Biologie zusammenspielen, dann nehmen Sie sich etwas Zeit und erarbeiten Sie für sich selbst ein Erklärungsmodell.

Eine Vorlage für die Erarbeitung eines individuellen Erklärungsmodells zur Entstehung Ihrer Verfolgungsängste finden Sie im Arbeitsblatt 2 „Persönliches Erklärungsmodell" (vgl. Anhang auf Seite 102).

3 Unterstützungsmöglichkeiten: Was gegen Verfolgungsängste unternommen werden kann

Zunächst einmal ist es wichtig, zu wissen, dass man eine Menge gegen Verfolgungsängste und Verfolgungswahn tun kann. Auch wenn Angst und Misstrauen manchmal so stark sein können, dass Sie kaum noch Hoffnung auf Besserung verspüren und sich zurückziehen, gibt es Möglichkeiten, diesem Prozess entgegenzuwirken. So zeigen Studien, die die Wirksamkeit sogenannter kognitiver Verhaltenstherapien bei Menschen mit Psychosen geprüft haben, positive Effekte bei Reduktion von Wahngedanken und generellen psychischen Beschwerden. Die kognitive Verhaltenstherapie gilt damit neben der medikamentösen Behandlung als Therapie der Wahl bei Verfolgungsängsten. Da sich viele Bausteine der Verhaltenstherapie auch dafür eignen, sie selbst auszuprobieren, werden wir im Folgenden einzelne Strategien zur Selbsthilfe vorstellen. Auch für Angehörige von Betroffenen kann es sinnvoll sein, die Arbeitsblätter im Anhang selbst zu bearbeiten, um ein Verständnis dafür zu entwickeln, dass Verfolgungsängste oft nachvollziehbar sind, wenn man sich mit der persönlichen Geschichte der bzw. des Betroffenen, den aktuellen Auslösern und den aufrechterhaltenden Faktoren der Verfolgungsängste beschäftigt.

Wenn die Verfolgungsängste sich auf sämtliche Lebensbereiche erstrecken und ein angstfreier Alltag unmöglich geworden ist, kann eine therapeutische Begleitung sinnvoll sein. Diese kann einerseits durch Gespräche und andererseits mithilfe von Medikamenten erfolgen. Leider ist die medikamentöse Erstbehandlung, die manchmal (trotz gegenteiliger Empfehlung) noch unter Zwang erfolgt, für Menschen mit Verfolgungsängsten bzw. mit Verfolgungswahn nicht selten. Umso wichtiger ist es, sich rechtzeitig Unterstützung zu holen, um diese traumatischen Erfahrungen zu verhindern. In dem Fall kann eine Behandlung im geeigneten Setting dann auch ohne oder nur mit einer sehr reduzierten medikamentösen Dosis erfolgen.

In diesem Kapitel werden wir auf die verschiedenen Behandlungssettings eingehen und dabei auch beschreiben, wie es bei Anton weitergeht. Zudem finden Sie im Folgenden eine Reihe von Anregungen zur Selbsthilfe und zur Unterstützung durch andere. Da Sie sich selbst am besten kennen, beginnen wir damit, aufzuzeigen, wie Sie sich selbst unter die Arme greifen können.

3.1 Selbsthilfe: Was Sie selbst tun können

Viele Menschen mit Verfolgungsängsten haben den Eindruck, „anders zu sein", „außerhalb der Gesellschaft zu stehen" und immer wieder bei anderen „anzuecken". Dieses Erleben kann dazu führen, dass die Ängste noch stärker werden und auch die Wahrnehmung sich verändert. Denn wenn man sich nicht verstanden fühlt und gleichzeitig immer mehr zurückzieht, bietet sich auch keine Möglichkeit, um eine neue Perspektive einzunehmen. Die folgenden Übungen sollen Sie unterstützen, besser mit den Verfolgungsängsten umzugehen und dabei offen für neue Sichtweisen zu bleiben. Wir werden das Vorgehen dabei immer wieder auch einmal am Beispiel von Anton veranschaulichen. Sie werden merken, wie subjektiv und damit veränderbar die eigene Wahrnehmung ist und welchen Einfluss Sie selbst darauf haben. Nehmen Sie sich ein wenig Zeit, um die Übungen auszuprobieren. Vielleicht ist die eine oder andere hilfreiche Idee dabei.

3.1.1 Der Zusammenhang zwischen Gedanke, Gefühl und Verhalten (ABC-Modell)

Vielleicht haben Sie schon bemerkt, dass drei Bereiche, die eng miteinander zusammenhängen, entscheidend für die Veränderung der Verfolgungsängste sind: Ihre Gefühle, Ihre Gedanken und Ihr Verhalten. An ihnen orientieren wir uns auch in den folgenden Übungen.

In der Psychologie spricht man vom ABC-Modell: Gedanken (A), Gefühle (B) und Verhalten (C) stehen zueinander in Beziehung und beeinflussen einander. Das bedeutet auch, dass wir über eine der drei Variablen die anderen beeinflussen können. Wenn wir beispielsweise den Gedanken haben „Wie schön, dass heute die Sonne scheint", werden wir uns freuen (Gefühl) und unser Gesicht der Sonne zuwenden (Verhalten). Das hat wiederum einen Einfluss auf unsere Gedanken und auf das dann folgende Gefühl. Wenn wir nun einen eher unangenehmen *Gedanken* haben, so wie Anton (z.B. „Meine Nachbarn

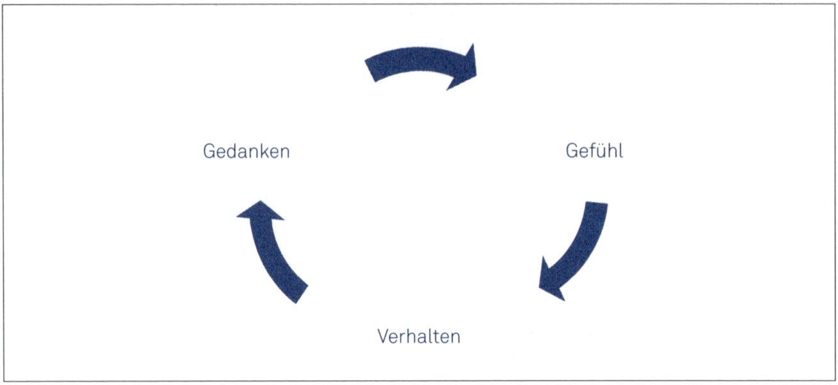

Abbildung 5: Gedanken, Gefühle und Verhalten beeinflussen sich gegenseitig

führen etwas gegen mich im Schilde und das ist fürchterlich."), entsteht das *Gefühl* der Angst und das so typische *Verhalten* des Rückzugs. Das wiederum wird dazu führen, dass wir noch mehr bedrohliche Gedanken entwickeln, die eine noch stärkere Angst auslösen, die in noch mehr Sicherheitsverhalten resultiert. So schnell kann es gehen, dass man in einem eigenen kleinen *Teufelskreis* gefangen ist. Die gute Nachricht ist: Genauso (schnell) geht es auch wieder hinaus.

Nehmen wir nun noch die *Situation* hinzu, so wird deutlich: Nicht die Situation selbst entscheidet über das, was wir fühlen und wie wir uns verhalten. Sondern die *Bewertung* der Situation bestimmt maßgeblich, welche Gefühle wir empfinden und wie wir uns verhalten.

Abbildung 6 zeigt, wie eine Person ohne Misstrauen und ohne Verfolgungsängste in einer Situation reagieren könnte, wenn ihr Nachbar sie nicht grüßt.

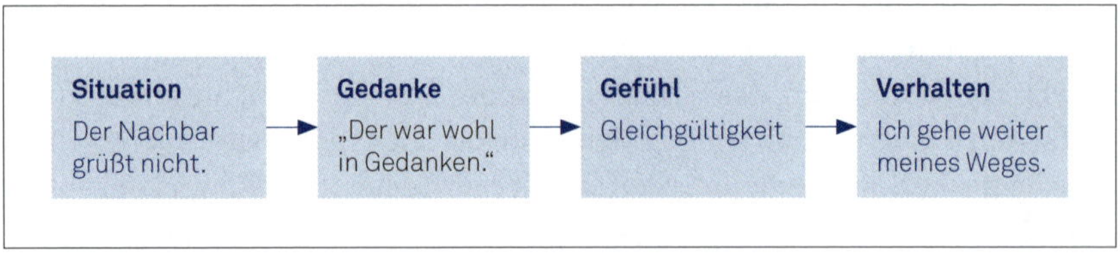

Abbildung 6: Typische Reaktion einer Person ohne Misstrauen und ohne Verfolgungswahn, wenn sie nicht vom Nachbarn gegrüßt wird

Fallbeispiel: Anton

Wie würde Anton in der gleichen Situation reagieren? Durch die andere Bewertung wird bei ihm ein belastendes Gefühl und folglich ein ganz anderes Verhalten ausgelöst (vgl. Abbildung 7).

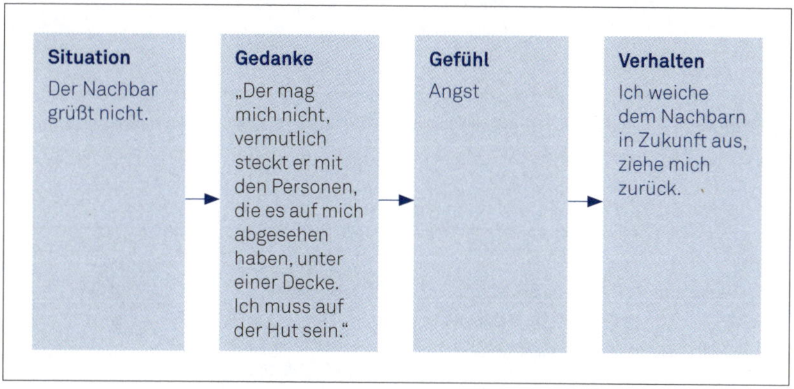

Abbildung 7: Antons Reaktion, nach der Nachbar ihn nicht gegrüßt hat

Aber kann das Gefühl auch die Gedanken und das Verhalten beeinflussen? Dies wäre ja durchaus zu vermuten – und genauso ist es auch.

Fallbeispiel: Anton

Einmal angenommen, Anton ist plötzlich bester Laune, vielleicht weil das neue Computerspiel heute im Briefkasten lag, dann wird die Wahrscheinlichkeit, dass er den Nachbarn als bedrohlich einschätzt, geringer sein. Genauso ist es mit dem Verhalten. Wenn Anton plötzlich entscheidet, sich nicht zurückzuziehen, sondern den Nachbarn selbst zu grüßen, wird er sich mutig und offensiv erleben und anstelle von Angst entsteht ein anderes Gefühl. Vielleicht entsteht sogar Freude, falls der Nachbar zurückgrüßt.

Das Interessante ist also, dass die Situation immer genau dieselbe ist, dass es aber sehr unterschiedlich sein kann, wie wir Menschen darauf reagieren. Dies ist eben davon abhängig, was wir fühlen, denken und tun. Drehen wir das Ganze nochmal um, das heißt, gehen wir jetzt von einem unterschiedlichen Verhalten aus, diesmal bei derselben Person, und sehen wir, wie sich die an-

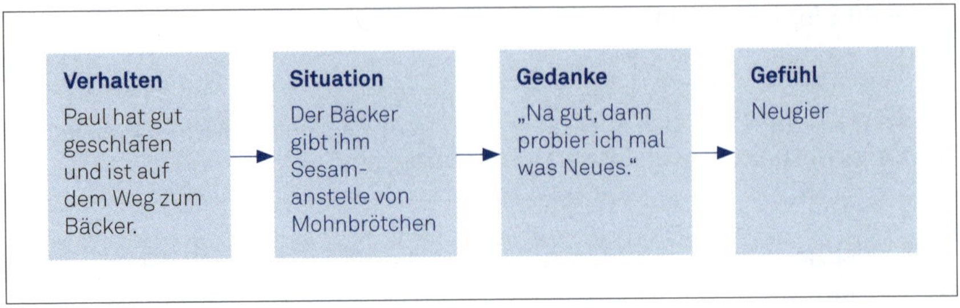

Abbildung 8: Gedanken und Gefühle, nachdem Paul gut geschlafen und vom Bäcker nicht das gewünschte Mohnbrötchen erhalten hat

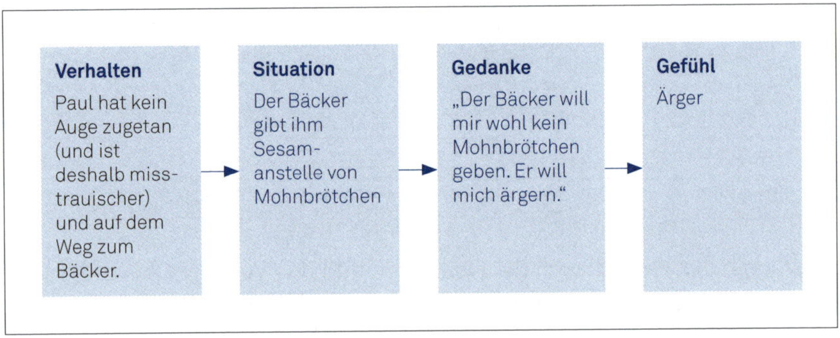

Abbildung 9: Gedanken und Gefühle, nachdem Paul fast gar nicht geschlafen und vom Bäcker nicht das gewünschte Mohnbrötchen erhalten hat

deren Komponenten (abgesehen von der Situation) ändern (vgl. Abbildung 8 und 9).

> Machen Sie zunächst eine kleine Übung, um zu verstehen, wie das ABC-Modell funktioniert. Verwenden Sie für diese Übung das Arbeitsblatt 3 „Mein persönliches ABC-Modell" (vgl. Anhang auf Seite 103). Dort finden Sie auch eine Anleitung zur Durchführung der Übung.

Bei allen Übungen gilt: Nur wer geduldig mit sich ist, kann den Mut entwickeln, Schritt für Schritt voranzugehen und Veränderung zuzulassen. Belohnen Sie sich nach jeder Aufgabe mit einer Kleinigkeit (z.B. einem Eis, einem Kaffee, einem Spaziergang).

3.1.2 Äußere Struktur schafft innere Struktur

Gerade bei Menschen, die sich gedanklich viel mit bedrohlichen Themen beschäftigen, ist es wichtig, eine Sicherheit in alltäglichen Routinen zu finden und gleichzeitig Aktivitäten und körperliche Bewegung in den Tagesplan einzubauen. Für eine positive Stimmung ist zudem eine Balance zwischen notwendigen Dingen des Alltags, wie z. B. Putzen, Kochen oder das Beantworten von Mails, und angenehmen Aktivitäten, wie z. B. Lesen, Fernsehen oder Spazieren, von Vorteil. Wenn man Aktivitäten nachgeht, beschäftigt man sich mit anderen Themen, entgeht so häufig dem Grübeln und hat gleichzeitig Erfolgserlebnisse, die essenziell sind, um sich wohlzufühlen. Wer erlebt, dass er aus eigener Kraft auf seine Gefühle Einfluss nehmen und seinen Tag aktiv gestalten kann, fühlt sich deutlich weniger hilflos und ängstlich. Dadurch sinkt auch die Wahrscheinlichkeit von Verfolgungsängsten. Eine stabile Basis, aus der heraus man Kraft verspürt, sich mit sich und der Welt auseinanderzusetzen, entsteht durch einen geregelten Tagesablauf, einen geregelten Schlaf-Wach-Rhythmus, durch Bewegung sowie durch regelmäßige und gesunde Mahlzeiten.

Abbildung 10 zeigt ein Beispiel für einen Wochenplan, der – zumindest für Paul – zu einer gesunden Balance führt. Natürlich ist ein solcher Plan abhängig davon, welche „Grundstrukturen" man hat, d. h. feste Termine, Arbeitszeiten und so weiter. Das Wochenende ist im Plan von Paul frei von einer klaren Struktur und deshalb nicht aufgeführt. Vielleicht haben Sie Ihre Wochenenden lieber strukturiert, dann nehmen Sie sie in den Plan mit auf. Der beispielhafte Wochenplan von Paul besteht zu etwa 50 % aus Pflichten. Die übrigen 50 % sind für angenehme Aktivitäten (genussvolle Dinge) reserviert. An dieser Aufteilung könnten auch Sie sich grob orientieren, wenn Sie Ihren eigenen Wochenplan erstellen.

Bei manchen Aktivitäten ist es vielleicht nicht ganz eindeutig, ob es sich eher um eine Pflicht oder um etwas Genussvolles handelt, und manchmal liegt es auch im Auge des Betrachters. Finden Sie selbst heraus, welche Aufteilung für Sie richtig ist. Wie Sie sehen, wiederholt sich im Wochenplan einiges (im Beispiel blau gesetzt), wie beispielsweise die Morgenroutine, und ein paar Dinge kommen jede Woche neu dazu, wie beispielsweise Termine oder Treffen mit Freunden. Indem Paul immer zur selben Zeit aufsteht und ins Bett geht, versucht er, Stabilität in seinen Tagesablauf zu bringen. Was er gerne

Meine Woche, wie sie gerade ist

	Montag	Dienstag	Mittwoch	Donnerstag	Freitag
Vormittag	• 8 Uhr aufstehen • Frühstück • E-Mails checken • Radio hören • Tag planen	• 8 Uhr aufstehen • Frühstück • E-Mails checken • Radio hören • Tag planen	• 8 Uhr aufstehen • Frühstück • E-Mails checken • Radio hören • Tag planen	• 8 Uhr aufstehen • Frühstück • E-Mails checken • Radio hören • Tag planen	• 8 Uhr aufstehen • Frühstück • E-Mails checken • Radio hören • Tag planen
Mittag	Pause/Essen	Pause/Essen	Pause/Essen	Pause/Essen	Pause/Essen
Nachmittag	• Einkaufen • Kaffee trinken	• Mit Jan telefonieren • Kaffee trinken • Bewerbungen schreiben	• Post erledigen, Überweisungen machen • Kaffee trinken	• Susanne treffen • Arzttermin • Kaffee trinken	• Einkaufen • Kaffee trinken • Stellenanzeigen checken
Abend	• Spazieren • Essen • 23 Uhr zu Bett gehen, lesen	• Essen • TV schauen • 23 Uhr zu Bett gehen, lesen	• Fitnesscenter • Essen • 23 Uhr zu Bett gehen, lesen	• Spazieren • Essen • 23 Uhr zu Bett gehen, lesen	• Essen • TV schauen • 23 Uhr zu Bett gehen, lesen
☺ 😐 ☹ *					

* Wie zufrieden war ich mit dem Tag?

Abbildung 10: Pauls Wochenplan

macht, ist im Beispiel grau gesetzt, was er nicht so gerne macht (Pflichten) ist schwarz gesetzt. Da er gerade Arbeit sucht, beziehen sich die Pflichten vor allem darauf. Bei Ihnen kann das also völlig anders aussehen.

> Im Anhang auf Seite 104 finden Sie das Arbeitsblatt 4, das Sie als Vorlage für Ihren eigenen Wochenplan verwenden können. Wenn Sie möchten, füllen Sie einmal einen Wochenplan aus, so wie aktuell Ihre Woche aussieht, und nutzen Sie die zweite Seite des Arbeitsblattes dazu, zu vermerken, wie Sie sich die Woche eigentlich wünschen würden (ideale Woche). Probieren Sie den neuen Plan aus und testen Sie, womit Sie sich am wohlsten fühlen.

3.1.3 Guter Schlaf ist Gold wert

Ein gesunder Schlaf-Wach-Rhythmus ist essenziell für unser Wohlbefinden und unsere Fähigkeit, mit den Widrigkeiten des Lebens gut umzugehen. Als grobe Faustregel gilt: Acht Stunden Schlaf sind ausreichend. Das kann natürlich von Person zu Person variieren und verändert sich auch über die Lebensspanne hinweg. Finden Sie selbst heraus, wieviel Schlaf Sie benötigen, und versuchen Sie, sich diese Zeit für Ihren Schlaf zu nehmen. Viele Menschen berichten von Ein- oder Durchschlafschwierigkeiten sowie von zu frühem Erwachen. Die Gründe hierfür können vielfältig sein. Eine Ursache, die immer ärztlich abgeklärt bzw. besprochen werden muss, sind körperliche Faktoren oder Schlafstörungen, die durch die Einnahme von Medikamenten ausgelöst wurden. Belastende Gedanken, die immer wieder im Kopf kreisen und unauflösbar erscheinen, sind ein zweiter häufiger Grund. Hier können die Anti-Grübel-Strategien helfen, die im Kapitel 3.1.6 aufgeführt sind. Eine gute Methode ist auch, ungelöste Fragen und Probleme auf eine Liste zu schreiben, um die Sie sich erst am nächsten Tag kümmern (Gedanken „parken“). Darüber hinaus helfen die acht Schlaftipps, die im folgenden Kasten aufgelistet sind, ein gesundes Schlafmuster zu etablieren. Hierbei ist es wichtig, dass Sie die Strategien für einen längeren Zeitraum (mindestens ein bis zwei Wochen) anwenden, damit der Körper sich daran gewöhnt.

Acht Tipps für einen besseren Schlaf

- Halten Sie feste Aufsteh- und Zu-Bett-Geh-Zeiten ein (zu Beginn auch am Wochenende), gehen Sie z.B. immer um 23:00 Uhr ins Bett und stehen um 7:00 Uhr auf.
- Vermeiden Sie es, am Tag zu schlafen, auch wenn Sie müde sind.
- Nutzen Sie Ihr Bett nur zum Schlafen. So verbindet Ihr Körper das Bett nur mit dem Schlaf und fährt automatisch in einen „Schlafmodus", sobald Sie sich ins Bett legen.
- Machen Sie, sobald Sie ins Bett gehen, das Licht aus. Wenn Sie länger als 30 Minuten wach liegen, stehen Sie auf und machen etwas Ruhiges, z.B. lesen oder Tagebuch schreiben. Schauen Sie nicht fern! Vermeiden Sie auch, zu essen oder zu rauchen, sonst wird sich Ihr Körper auf diese nächtlichen Bedürfnisse einstellen.

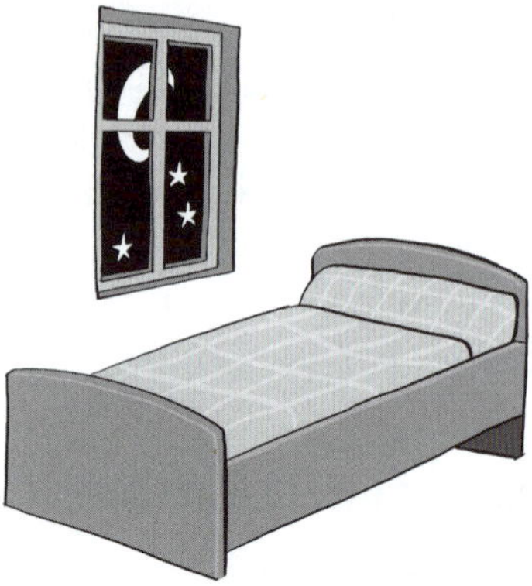

© Klaus Gehrmann

- Trinken Sie drei Stunden vor dem Zu-Bett-Gehen keinen Alkohol oder Kaffee. Allgemein führt Alkoholkonsum zu einem verschlechterten Schlaf.
- Denken Sie sich ein Ritual aus, das Sie mit dem Schlafengehen verbinden, z.B. eine Tasse Tee trinken, eine Entspannungsübung machen, den nächsten Tag planen.
- Achten Sie auf eine angenehme Stimmung im Schlafzimmer (gedimmtes Licht, nicht zu hohe Temperatur, frische Luft, passende Matratze, verdunkelnde Vorhänge und so weiter).
- Schauen Sie, wenn Sie nachts wachliegen, nicht auf die Uhr, sondern beruhigen Sie sich, beispielsweise mit dem Gedanken „Auch wenn ich nur liege und die Augen geschlossen habe, erholt sich mein Körper".

3.1.4 Helfen Sie Ihrem Körper, sich zu entspannen

Neben der Tagesstruktur, dem Schlaf und der Ernährung ist auch Entspannung ein Eckpfeiler eines allgemeinen Wohlbefindens. Für Zeiten, in denen der Körper deutlich angespannter ist, was häufig bei Verfolgungsängsten der

Fall ist, kann es helfen, bewusst durch Entspannungsverfahren gegenzusteuern. Nochmals zur Erinnerung: Hier versuchen wir gezielt über das Verhalten eine Veränderung im Erleben zu erreichen. Neben dem autogenen Training und Atementspannungsübungen ist die Progressive Muskelrelaxation nach Jacobsen eine wissenschaftlich gut untersuchte und wirkungsvolle Technik, um innerlich ruhiger zu werden. Noch dazu ist sie recht einfach zu erlernen und einzelne Elemente können zu jeder Zeit, also auch bei Anspannung im Supermarkt, im Bus oder beim Vorstellungsgespräch, angewandt werden. Auch hier tritt der Effekt nur ein, wenn man regelmäßig übt – zu Beginn am besten täglich. Später reicht häufig schon eine kleine eingeübte Bewegung oder ein Wort, um den Körper in einen entspannten Zustand zu bringen.

Der Effekt der Progressiven Muskelentspannung ist vergleichbar mit einem Pendel, das in die eine und in die andere Richtung schwingt. Auf aktive Anspannung folgt eine gezielte Entspannung, und zwar Schritt für Schritt für jeden Bereich des Körpers. Häufig merken Menschen erst dann, wenn sie sich gezielt an- und wieder entspannen, wie sehr sie bereits unter Spannung waren und wie erholsam eine bewusste Entspannung sein kann.

Bei allen Körperteilen gilt: Spannen Sie nacheinander jeden einzelnen Muskel etwa fünf Sekunden lang an – gerade so stark, dass Sie ein leichtes Ziehen verspüren. Dann lösen Sie die Spannung mit einem Mal wieder auf. Lassen Sie etwa zehn Sekunden lang das Gefühl der Entspannung nachwirken. Während Sie die jeweiligen Muskeln anspannen, versuchen Sie, alle anderen Muskeln so entspannt wie möglich zu halten. Wenn Sie schon geübt sind, können Sie auch verschiedene Muskelpartien gemeinsam anspannen. Die Übungen können im Sitzen oder Liegen durchgeführt werden. Aber jetzt legen wir erst einmal los ...

Übung: Progressive Muskelentspannung

1. Ballen Sie die rechte und die linke Faust. Zählen Sie langsam von 1 bis 5. Lassen Sie die Spannung jetzt los. Genießen Sie das Gefühl der Entspannung (10 Sekunden).
2. Spannen Sie die Oberarmmuskeln (Bizeps) an. Beugen Sie dabei die Unterarme so, dass sie im rechten Winkel zum Oberarm stehen. Zählen Sie langsam von 1 bis 5. Lassen Sie die Spannung jetzt los. Genießen Sie das Gefühl der Entspannung (10 Sekunden).

3. Spannen Sie die Unterarmmuskeln (Trizeps) an, indem Sie mit den Handflächen flach auf die Unterlage drücken. Zählen Sie langsam von 1 bis 5. Lassen Sie die Spannung jetzt los. Genießen Sie das Gefühl der Entspannung (10 Sekunden).
4. Runzeln Sie nun die Stirn. Öffnen Sie die Augen dabei ganz weit. Ziehen Sie die Augenbrauen hoch, sodass Querfalten auf der Stirn entstehen. Zählen Sie langsam von 1 bis 5. Lassen Sie die Spannung jetzt los. Genießen Sie das Gefühl der Entspannung (10 Sekunden).
5. Pressen Sie die Lippen aufeinander, ohne die Zähne zusammenzubeißen. Zählen Sie langsam von 1 bis 5. Lassen Sie die Spannung jetzt los. Genießen Sie das Gefühl der Entspannung (10 Sekunden).
6. Drücken Sie mit der Zunge gegen den Gaumen. Zählen Sie langsam von 1 bis 5. Lassen Sie die Spannung jetzt los. Genießen Sie das Gefühl der Entspannung und lassen die Zunge locker im Mund liegen (10 Sekunden).
7. Pressen Sie das Kinn fest auf die Brust. Zählen Sie langsam von 1 bis 5. Lassen Sie die Spannung jetzt los. Genießen Sie das Gefühl der Entspannung (10 Sekunden).
8. Ziehen Sie die Schultern hoch bis zu den Ohren. Zählen Sie langsam von 1 bis 5. Lassen Sie die Schultern jetzt fallen. Genießen Sie das Gefühl der Entspannung (10 Sekunden).
9. Drücken Sie die Schulterblätter nach hinten zur Wirbelsäule hin zusammen. Zählen Sie langsam von 1 bis 5. Lassen Sie die Spannung jetzt los. Genießen Sie das Gefühl der Entspannung (10 Sekunden).
10. Atmen Sie tief ein, dass sich der Brustkorb wölbt. Halten Sie nun den Brustkorb so und atmen nur flach weiter. Zählen Sie langsam von 1 bis 5. Lassen Sie den Brustkorb jetzt zusammenfallen. Genießen Sie das Gefühl der Entspannung (10 Sekunden).
11. Drücken Sie den Bauch heraus und halten ihn eine Weile, während Sie weiter atmen. Zählen Sie langsam von 1 bis 5. Ziehen Sie den Bauch jetzt wieder ein. Genießen Sie das Gefühl der Entspannung (10 Sekunden).
12. Wenn Sie in der Liegeposition sind, heben Sie das Gesäß und machen Sie ein Hohlkreuz. Beim Sitzen spannen Sie nur die Gesäßmuskeln zusammen. Zählen Sie langsam von 1 bis 5. Lassen Sie die Spannung jetzt los. Genießen Sie das Gefühl der Entspannung (10 Sekunden).
13. Spannen Sie die Oberschenkel an, indem Sie so tun, als ob Sie mit den Knien etwas wegdrücken wollten. (Wenn Sie liegen, müssen Sie die Beine erst anziehen und aufstellen). Zählen Sie langsam von 1 bis 5. Lassen Sie die Spannung jetzt los. Genießen Sie das Gefühl der Entspannung (10 Sekunden).

14. Spannen Sie die Unterschenkel an, indem Sie die Füße nach oben ziehen. Zählen Sie langsam von 1 bis 5. Lassen Sie die Spannung jetzt los. Genießen Sie das Gefühl der Entspannung (10 Sekunden).

Audiodatei

Sie können sich diese Übung auch vorlesen lassen. Im Anhang auf Seite 96 wird erklärt, wie Sie die Audiodatei „PMR" herunterladen können.

Natürlich gibt es auch noch andere Formen der Entspannung, zum Beispiel Yin Yoga oder ein warmes Bad. Am besten, Sie probieren verschiedene Dinge aus und entscheiden sich für das, was bei Ihnen am besten wirkt.

3.1.5 Lohnt es sich, Ängste anzusprechen?

Die Antwort ist: Ja, es lohnt sich fast immer! Wenden Sie sich mit Ihren Ängsten an eine Person, bei der Sie bereits positive Erfahrungen gemacht haben, wenn Sie sich öffnen, das heißt, die Ihnen zuhört, Sie ernst nimmt und gemeinsam mit Ihnen nach Lösungen sucht. Oft sind es diffuse Ängste, die zu einer allgemeinen Verunsicherung führen. Die konkrete Auseinandersetzung mit den Ängsten hilft, dem „Schrecken" einen Namen zu geben. Für sich selbst eine Antwort auf die Frage „Wovor habe ich eigentlich Angst?" zu formulieren ist ein erster wichtiger Schritt. Ein zweiter wichtiger Schritt kann sein, jemandem, dem Sie vertrauen, von den Ängsten zu erzählen.

Fallbeispiel: Anton

Anton überlegt, mit jemandem über seine Ängste zu sprechen. Er ist sich unsicher, ob das so eine gute Idee ist. Am ehesten kommt seine Schwester Anna infrage. Er versucht, mit einem kleinen inneren Dialog abzuwägen, was dagegen- und was dafürspricht. Zunächst überlegt er, was alles dagegenspricht, sich seiner Schwester anzuvertrauen:

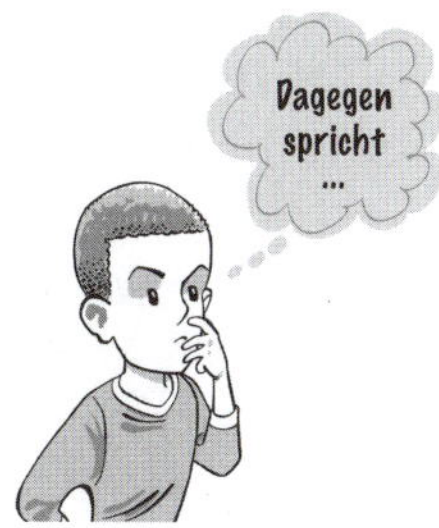

© Klaus Gehrmann

- „Wenn sie doch mit den anderen unter einer Decke steckt, ist sie gewarnt."
- „Vielleicht glaubt sie mir nicht – das wäre furchtbar. Dann habe ich niemanden mehr."
- „Noch schlimmer: Sie könnte denken, ich bin völlig verrückt, und mich in eine Klinik bringen."

Anton fallen aber auch einige Aspekte ein, die für ein vertrauliches Gespräch mit der Schwester sprechen:

- „Sie hat noch nie etwas weitererzählt, das ich ihr im Vertrauen gesagt habe."
- „Sie hat damals sogar zu mir gehalten, als es mir richtig schlecht ging."
- „Es würde sich leichter für mich anfühlen und ich wäre nicht ganz allein damit."
- „Sie kann mich dabei unterstützen, wenn ich nichts einkaufen kann, weil ich Angst habe."

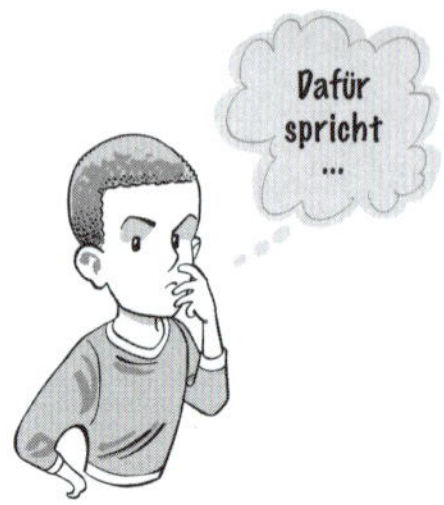

© Klaus Gehrmann

Gerade bei Verfolgungsängsten ist das, was für viele Menschen ganz selbstverständlich ist, nämlich mit anderen über die eigenen Ängste zu reden, oft besonders schwer. Zum einen gibt es das Problem, nicht zu wissen, wem man überhaupt trauen kann, das heißt, bei wem die Informationen sicher sind. Da viele Menschen mit Verfolgungsängsten häufiger als andere Menschen schon einmal schlechte Erfahrungen gemacht haben, sind sie hier besonders vorsichtig. Hinzu kommt häufig die Angst davor, mit den Bedenken nicht ernst genommen zu werden. Dabei kann es gerade bei Verfolgungsängsten besonders hilfreich sein, sich anderen Menschen zu öffnen und Unterstützung und soziale Verbundenheit zu erleben. Um Ihrer vorsichtigen inneren Stimme Gehör zu verschaffen und die Chance auf eine positive Erfahrung nicht ungenutzt zu lassen, empfehlen wir Ihnen, sich anderen zunächst schrittweise anzuvertrauen. So könnten Sie zunächst von anderen belastenden Themen erzählen, die weniger Angst machen, z. B., dass sie heute schlecht geschlafen haben und etwas dünnhäutig sind, und anschließend beobachten: Wie reagiert Ihr Gegenüber? Nimmt die andere Person Sie ernst? Geht sie auf das ein, was Sie gesagt haben? Versucht sie, Sie dabei zu unterstützen, dass es Ihnen besser geht? – Wenn Sie damit gute Erfahrungen machen, könnten Sie sich dann zunehmend etwas mehr öffnen.

Die folgenden zwei Äußerungen stammen von Menschen mit Verfolgungsängsten, die im Rahmen einer Therapie gelernt haben, von ihren Ängsten zu berichten.

Beispiele: Aussagen von Patienten

- „Zu Beginn war ich mir nicht sicher, ob ich Ihnen vertrauen kann, aber mit der Zeit habe ich gemerkt, dass es mir besser ging, wenn ich etwas von mir und meinen Sorgen erzählt habe und dann bin ich das Risiko einfach eingegangen."
- „Meine Ängste und damit auch meine Person wurden ernst genommen. Ich wurde wahrgenommen."

3.1.6 Der Schein der Sicherheit: Erkennen Sie Grübeln und reduzieren Sie es

Wie im Kapitel 2.1.2 beschrieben, versuchen Menschen bei Unsicherheit, bestimmte Gedanken immer und immer wieder zu denken. Dahinter wird eine unbewusste Strategie vermutet, die dazu dient, sich selbst zu beruhigen. Nehmen wir das Beispiel eines eifersüchtigen Freundes, nennen wir ihn Tom:

Fallbeispiel: Tom

Tom hat große Angst, seine über alles geliebte Freundin Mira zu verlieren. Er überlegt ständig, ob es irgendwelche Hinweise für eine mögliche Untreue von Mira gibt. Das ständige Grübeln führt aber eher zu einer psychischen Erschöpfung und selten zu Lösungen oder hilfreichen Erkenntnissen. Tom fühlt sich machtlos. In der Folge nehmen seine Ängste zu und die Zuversicht nimmt ab. Tom hat viel von seiner früheren Souveränität verloren. Durch das Grübeln liegt er nachts häufig wach. Dadurch steigt die Unruhe immer mehr, was wiederum Auswirkungen auf die Beziehung hat.

Im schlimmsten Fall kann so eine selbsterfüllende Prophezeiung entstehen, das heißt, genau das Ereignis, vor dem Tom Angst hat, tritt ein – aber nicht, weil er durch sein ständiges Grübeln entdeckt hat, dass Mira fremdgeht, sondern weil sie durch seine Anspannung so genervt ist, dass sie lieber mehr Zeit mit anderen verbringt und dann tatsächlich jemand anderen kennenlernt.

Fallbeispiel: Anton

Auch Anton grübelt viel. So macht er sich beispielsweise ständig Gedanken darüber, ob die Nachbarn im Treppenhaus heute über ihn geredet haben und warum es in der Leitung so knackt. Das führt dazu, dass er immer weniger schläft und immer mehr bedrohliche Dinge um sich herum wahrnimmt, allein schon aus dem Grund, weil sich sein Körper und insbesondere sein Geist nicht mehr erholen können.

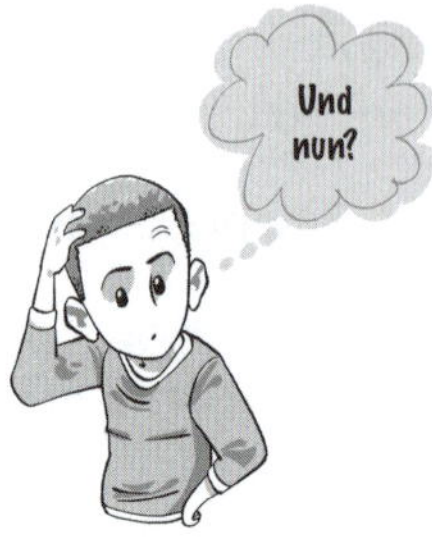

© Klaus Gehrmann

Wenn Sie etwas gegen das Grübeln unternehmen möchten, gibt es verschiedene Strategien. Eine hilfreiche Strategie ist, den *Gedanken zu Ende zu denken*, also in gewisser Hinsicht bewusst zu katastrophisieren (sich das Schlimmste konkret vorzustellen).

Fallbeispiel: Tom

Tom überlegt genau, was das Schlimmste wäre, was angesichts seiner Sorgen um seine Beziehung passieren könnte. Er stellt sich also vor, wie es wäre, wenn Mira tatsächlich fremdgeht. Er stellt sich vor, was genau passiert, wenn Mia ihm von dem Betrug erzählt. Er überlegt, was er dann sagen oder machen würde und was er in diesem Moment fühlen würde. Zudem denkt er darüber nach, wie das Ganze zwei Wochen später aussehen würde, welche Gefühle er dann hätte.

Ziel dieser Übung ist, dass Tom sich darüber bewusst wird, dass selbst, wenn das Schlimmste eintritt, Lösungen und Möglichkeiten der Bewältigung existieren. In Toms Fall heißt das, dass – auch wenn die Erfahrung äußerst schmerzhaft ist – Miras Fremdgehen keinen Weltuntergang bedeutet und dass irgendwann wieder eine neue Beziehung entstehen wird. Oder dass ein ehrliches Gespräch und damit eine Weiterentwicklung der Beziehung mit Mira möglich ist. Dabei ist es wichtig, sich diesen Ausgang ganz konkret vorzustellen (z.B. Was macht Tom, wenn Mira ihm von dem Betrug erzählt? Was sagt oder macht er, was fühlt er in diesem Moment und zwei Wochen später?).

Eine weitere Strategie ist, das bewusste Grübeln auf eine bestimmte Zeit am Tag zu beschränken. Im folgenden Kasten wird beschrieben, wie Sie dabei vorgehen können.

Übung: Grübelstuhl

Bestimmen Sie einen Stuhl zu Ihrem persönlichen „Grübelstuhl". Verabreden Sie sich mit ihm für eine feste Zeit am Tag (für maximal 20 Minuten). In dieser Zeit dürfen Sie so viel grübeln, wie Sie mögen. Wichtig ist, nach der vereinbarten Zeit einen deutlichen Schlusspunkt zu setzen (z. B. durch einen Wecker) und sich danach abzulenken, beispielsweise durch eine TV-Sendung, die Sie immer zur selben Zeit schauen. Sollten Sie zu anderen Zeiten anfangen zu grübeln, können Sie sich selbst an Ihre feste Grübelzeit erinnern: „In zwei Stunden darfst du so viel grübeln, wie du willst, jetzt ist nicht die Zeit dafür". Am besten versuchen Sie, die vorher beschriebene Technik des bewussten Katastrophisierens in Ihrer Grübelzeit anzuwenden. Am Ende soll die Technik dazu führen, dass Sie wieder mehr Kontrolle über Ihre Gedanken erhalten.

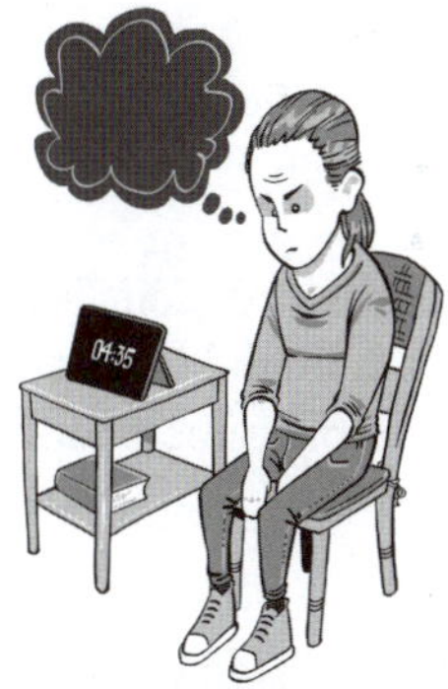

© Klaus Gehrmann

Ergänzend zum „Grübelstuhl" und zum „zu Ende denken" listen wir hier noch einige Vorschläge auf, wie Sie sich konstruktiv mit Ihren Gedanken auseinandersetzen können.

1. *Identifizieren Sie Grübeln als das, was es ist.* Versuchen Sie, Ihre Gedanken von außen zu betrachten. Wiederholen sich die Gedanken, ohne dass Sie Ihnen helfen, etwas zu lösen? Und erleben Sie diese Gedanken damit als belastend? Dann handelt es sich wohl um Grübeln. Wenn Sie das erkannt haben, könnten Sie sich sagen: „Aha, ich grüble gerade!" Auch das schafft nämlich schon einen gewissen Abstand zu den Gedanken.
2. Im zweiten Schritt versuchen Sie, die *Zweckmäßigkeit des Grübelns* zu hinterfragen. Hilft das Grübeln Ihnen, die Ängste, die dahinterstehen, zu bewältigen? Welche Vorteile (Nutzen) und welche Nachteile (Kosten) hat das Grübeln?

Manchmal bessert sich das Grübeln bereits durch die ersten beiden Schritte. Sonst können Sie auch noch Folgendes versuchen:

3. Üben Sie, die *Dinge bewertungsfrei wahrzunehmen* und als das zu sehen, was sie sind, nämlich Gedanken. Wenn Sie einen Gedanken bemerken, sagen Sie zum Beispiel „Ah, da ist ein Gedanke ...", ohne festzulegen, ob das ein positiver oder negativer Gedanke ist (siehe hierzu auch die Akzeptanzübung auf Seite 74f.).
4. *Lenken Sie die Aufmerksamkeit gezielt auf etwas anderes* (z.B. einen Gedanken, der ein angenehmes Gefühl auslöst) oder setzen Sie den Gedanken auf eine Wolke, die langsam an Ihnen vorüberzieht.
5. *Nehmen Sie sich etwas Aktives vor*, z.B. einen Spaziergang, ein Telefonat oder sehen Sie sich eine Quizsendung im Fernsehen an, bei der Sie mitraten können.

Natürlich können Sie die Strategien auch kombinieren. Finden Sie Ihre eigene Strategie und lassen Sie sich nicht entmutigen, wenn es nicht sofort klappt. Mit dem Grübeln aufzuhören, bedarf oft viel Übung und Geduld.

3.1.7 Das Vier-Felder-Schema: Überprüfen Sie die Kosten Ihrer aktuellen Annahmen

Manchmal kann sich ein Blick darauf lohnen, welche Konsequenzen durch das Festhalten an bestimmten Überzeugungen für das eigene Leben entstehen. Das heißt: Welchen Preis zahlen Sie, wenn Sie an der Überzeugung, verfolgt oder bedroht zu werden, festhalten? Im Folgenden möchten wir Ihnen daher eine Methode vorstellen, mit der es gelingen kann, die Kosten der Annahme, bedroht zu werden, gegenüber deren Nutzen abzuwägen. Dafür schlagen wir Ihnen eine Art Gedankenexperiment vor, in dem Sie nur *theoretisch* prüfen, welche Konsequenzen es hätte, wenn Sie Ihre Überzeugung, verfolgt zu werden, fallen ließen. Aber Schritt für Schritt!

Versuchen Sie zunächst, die Frage zu beantworten, wie Ihr jeweiliges Verhalten aussieht, und zwar unter zwei verschiedenen Annahmen (vgl. Tabelle 2).

Tabelle 2: Verschiedene Annahmen und damit verbundene mögliche Verhaltensweisen

Annahme 1: „Es ist jemand hinter mir her."	• Ich verhalte mich vorsichtig. • Ich traue besser niemandem. • Ich wittere hinter jeder Person eine Gefahr. • Ich ziehe mich zurück. • Ich konzentriere mich vollständig auf die potenzielle Gefahr und habe keine Zeit mehr für anderes.
Annahme 2: „Es ist niemand hinter mir her."	• Ich lebe unbeschwert. • Ich gebe auf mögliche Gefahren nicht besonders große Acht. • Ich widme mich den Dingen und Menschen, die mich interessieren.

Nach dieser ersten Abwägung kommen zwei weitere entscheidende Möglichkeiten im Gedankenexperiment hinzu. Spielen wir gedanklich zwei verschiedene Szenarien durch, die theoretisch der Fall sein könnten:

1. Es ist tatsächlich jemand hinter Ihnen her.
2. Es ist tatsächlich niemand hinter Ihnen her.

Welche Konsequenzen hätte das jeweilige Verhalten, wie im ersten Schritt überlegt, unter Berücksichtigung dieser beiden möglichen Szenarien? Tabelle 3 stellt die Konsequenzen des jeweiligen Verhaltens in einem Vier-Felder-Schema gegenüber.

Lassen Sie die verschiedenen Konsequenzen ruhig etwas auf sich wirken. Erfahrungsgemäß ist dieses Gedankenexperiment, selbst wenn es gemeinsam mit einer Therapeutin oder einem Therapeuten erarbeitet wird, oft auf den ersten Blick gar nicht so leicht zu verstehen. Ärgern Sie sich also nicht, wenn es nicht sofort verständlich ist. Sie können das Kapitel auch überspringen und bei Bedarf später noch einmal darauf zurückkommen. Letztlich geht es darum, einen Schritt zurückzutreten und *nur theoretisch* zu prüfen, wie kostspielig das Festhalten an der Annahme, verfolgt zu werden, ist, wenn sie möglicherweise in der Realität gar nicht zutrifft (siehe das Feld rechts oben in Tabelle 3). Gleichzeitig zeigt das Vier-Felder-Schema auch auf, welchen Preis Sie zahlen würden bzw. welches Risiko Sie eingehen würden, wenn Sie die Annahme zwar fallen ließen, Sie aber eigentlich tatsächlich verfolgt werden (siehe das Feld links unten in Tabelle 3).

Tabelle 3: Kosten-Nutzen-Abwägung möglicher Verhaltensweisen mithilfe eines Vier-Felder-Schemas

<table>
<tr><th rowspan="2">Annahme</th><th colspan="2">Realität (Was tatsächlich zutrifft)</th></tr>
<tr><th>1. Szenario:
Es ist tatsächlich jemand hinter mir her.</th><th>2. Szenario:
Es ist tatsächlich niemand hinter mir her.</th></tr>
<tr><td>„Es ist jemand hinter mir her.“</td><td>• Meine Angst ist groß.
• Ich ziehe mich zurück, verstecke mich.
• Ich muss in der Tat auf der Hut sein.
• Da ich niemandem traue, kann ich auch keine Hilfe holen, bin dadurch vielleicht auch nicht sicherer.
• Ich bin einsam.</td><td>• Ich habe umsonst große Angst.
• Ich stecke umsonst meine gesamte Energie in die Annahme, dass ich verfolgt werde.
• Mein Rückzug ist unberechtigt.
• Ich lebe unglücklich, obwohl ich gar nicht in Gefahr bin.
• Ich habe Kontakte zu Unrecht abgebrochen.
• Ich habe viel verpasst und bin immer einsamer geworden.
• Ich kann meiner Arbeit nicht mehr nachgehen.</td></tr>
<tr><td>„Es ist niemand hinter mir her.“</td><td>• Ich pflege meine Freundschaften und gehe einer Arbeit nach.
• Ich versäume es, mich dabei richtig zu schützen.
• Ich laufe dabei Gefahr, mich auszuliefern.</td><td>• Das ist super!
• Ich bin zu Recht entspannt und gelassen.
• Ich lebe unbeschwert und mache die Dinge, die mir wichtig sind.
• Ich kann Freundschaften pflegen.
• Ich kann (m)einer Arbeit nachgehen.</td></tr>
</table>

Am Ende entscheiden Sie, welches Risiko Sie in Kauf nehmen möchten und welchen Preis Sie bereit sind, zu zahlen. Diese Entscheidung muss, wie Vieles im Leben, ja auch nicht in Stein gemeißelt sein, sondern kann immer wieder neu abgewogen werden.

> Finden Sie heraus, was in Ihrem speziellen Fall die Kosten sein könnten, aber auch, was der Nutzen sein könnte, wenn Sie eine Annahme, die Sie ängstigt, verändern. Sie können dazu das Vier-Felder-Schema in Arbeitsblatt 5 (vgl. Anhang auf Seite 106) nutzen. Zu Übungszwecken können Sie auch ein alltäglicheres Beispiel wählen, z.B. die Annahme „Ich gehe davon aus, dass meine Chefin mich nicht mag und mir schaden möchte" im Vergleich zu der alternativen Annahme „Ich gehe davon aus, dass meine Chefin mich mag und nur das Beste im Sinn hat". Diese Übung benötigt etwas Zeit und Geduld. Sie kann aber sehr hilfreich sein, um zu erkennen, mit welchen Kosten Ihre Annahmen verbunden sind.

Außerdem kann es hilfreich sein, zu überlegen, welches Verhalten günstig bzw. sinnvoll ist, ganz unabhängig davon, ob Ihre Annahme, dass Sie verfolgt werden, zutrifft oder nicht. In Abbildung 11 wird veranschaulicht, dass es eine Schnittmenge an möglichen Verhaltensweisen gibt (dunkel hinterlegt), die für beide Fälle günstig ist.

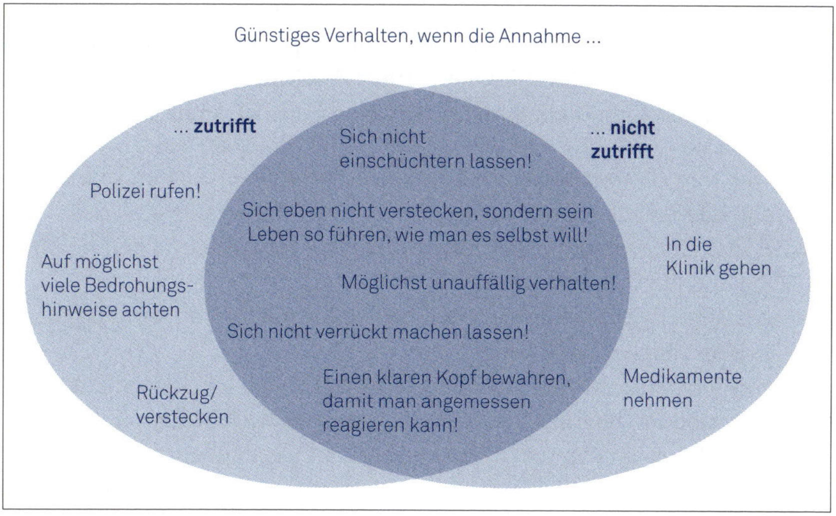

Abbildung 11: Schnittmenge an günstigen Verhaltensweisen (aus Lincoln & Heibach, 2017)

3.1.8 Erkennen und hinterfragen Sie Ihre Grundannahmen

In Kapitel 2.1.2 wird beschrieben, dass unsere Lebensgeschichte oft Spuren hinterlässt und negative Grundannahmen oder Lebensregeln wie „Die Welt ist ein bedrohlicher Ort“ und „Ich bin anderen Menschen gegenüber hilflos ausgeliefert“ ihren Ursprung häufig in unserer Biografie haben. Ein festes Glaubenssystem hat den Vorteil, dass es uns Orientierung und Ordnung vermittelt. Die Flexibilität jedoch, unsere Annahmen zu hinterfragen und an die aktuellen Umstände anzupassen, hilft uns, optimal auf unsere Umwelt zu reagieren. Ein unbewegliches, nicht korrigierbares Glaubenssystem läuft hingegen Gefahr, nicht mehr mit den aktuellen Umständen übereinzustimmen. Vielleicht gab es eine Zeit, in der Sie sich vor anderen Menschen in Acht nehmen mussten, um sich zu schützen. Möglicherweise hat Ihre Situation oder auch Sie selbst sich jetzt aber verändert, sodass diese starke Angst und Vorsicht nicht mehr nötig wären. Natürlich ist auch denkbar, dass jemand, der als Kind immer nur Gutes erfahren hat und überzeugt ist, dass alle Menschen immer nur das Beste für ihn wollen, vielleicht Probleme haben wird, wenn er in der wettbewerbsorientierten Arbeitswelt zurechtkommen muss. Nach unserer Erfahrung sind es jedoch eher die negativen Glaubenssätze, die sich schon früh geformt haben und die besonders schwer zu verändern sind.

Um diese Glaubenssätze dennoch zu verändern, ist es wichtig, dem eigenen Glaubenssystem auf den Grund zu gehen und eigene Annahmen zu prüfen. Häufig erfolgt dies auch im Rahmen einer Psychotherapie, da es allein oft schwer ist, diese Grundannahmen zu erkennen und zu verändern.

Wenn Sie Ihre Glaubenssätze und Annahmen erkennen wollen, können Sie sich folgende Fragen stellen:

- Wie sind Glaubenssätze und Annahmen über mich selbst, über die Menschen und die Welt bei mir entstanden?
- Gab es eine Zeit in meinem Leben, in der ich mich sehr unsicher gefühlt oder Bedrohliches erlebt habe?
- Gab es Momente in meinem Leben, in denen ich mich sicher gefühlt habe? Wann habe ich überraschenderweise eine positive Erfahrung gemacht, auch wenn ich erst einmal dachte, dass mein Gegenüber nichts Gutes im Schilde führt?
- Was heißt das für die Situation heute?

Mithilfe solcher Fragen kann ein innerer Dialog geführt werden, der dazu dienen soll, flexibler zu werden, das heißt, neue Ideen über sich, die Menschheit und die Welt zu entwickeln und zuzulassen. Ein Bauchgefühl kann trügerisch sein, weil es häufig mit frühen negativen Erfahrungen verknüpft ist und sofort aktiviert wird, wenn eine neue Situation so ähnlich anmutet. Dann ist es wichtig, einen Schritt zurückzutreten und sich zu fragen: „Gibt es Unterschiede? Und zwar sowohl, was die Situation betrifft, als auch meine eigenen Möglichkeiten, mich zu verhalten?“ Häufig merken Menschen dann, dass es sich zwar so anfühlt wie früher, aber heute mehr Kraft und Unterstützung da ist, um sich für sich und seine Bedürfnisse einzusetzen. Am Ende geht es also darum, sein Bauchgefühl deuten zu lernen und diesem nicht blind zu vertrauen. Um den Zusammenhang zwischen einer tief verwurzelten Grundannahme und der aktuellen Situation deutlich zu machen, hier noch ein Beispiel: Nehmen wir einmal an, Anton hat aufgrund von Mobbing in der Kindheit und Jugend die Grundannahme entwickelt, dass die Menschen um ihn herum feindselig sind und er sich nicht gut wehren kann: Was passiert dann heute in Situationen, in denen ein ähnliches Gefühl reaktiviert wird und welches Programm läuft dann ab?

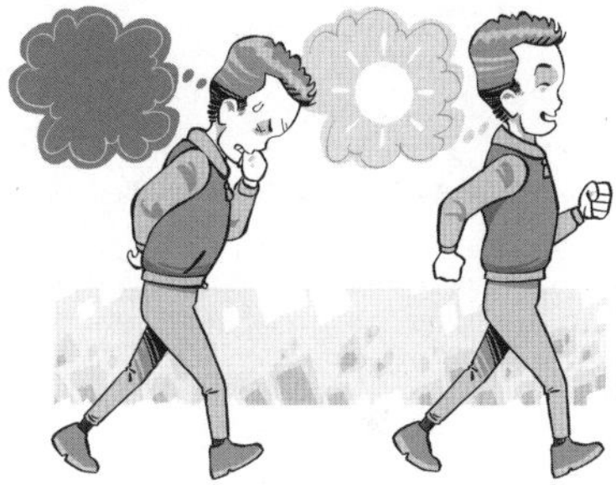

© Klaus Gehrmann

Vielleicht erinnern Sie sich an ein ähnliches Beispiel aus Kapitel 3.1.1. Dort haben wir den Zusammenhang zwischen Gedanken, Emotionen und Verhalten bzw. körperlichen Reaktionen thematisiert. In Abbildung 12 und 13 finden Sie diese Aspekte nun wieder. Daneben finden Sie noch einen neuen Aspekt, den man ebenso unter die Lupe nehmen kann, nämlich die grundlegende Annahme über die Welt. Dies macht deutlich, dass es nicht nur um den aktuellen automatischen Gedanken geht, sondern um ein Glaubenssystem, aus dem dieser hervorgeht. Langfristig ist es sinnvoll, dort anzusetzen. Dann ändert sich der automatische Gedanke gleich mit. Abbildung 12 veranschaulicht, welchen Einfluss Antons negative Grundannahme hat, wenn er bemerkt, dass seine Nachbarn ihn nicht grüßen.

Mal angenommen, Anton wäre nicht gemobbt worden, sondern in einem Umfeld aufgewachsen, in dem er vor allem Sicherheit und Zuneigung erlebt hätte.

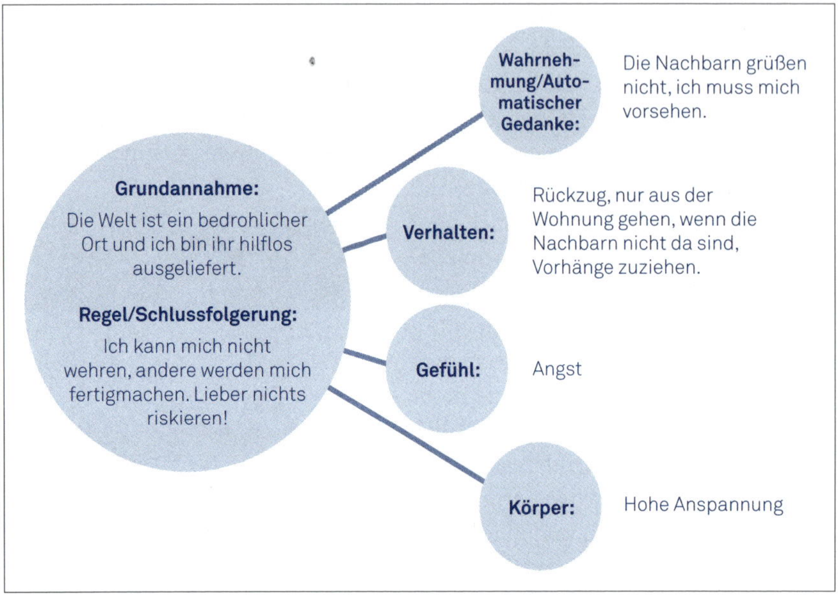

Abbildung 12: Der Einfluss einer negativen Grundannahme auf Antons Erleben

Wie ändert sich dann das automatisch ablaufende Programm? Abbildung 13 veranschaulicht, wie Anton dieselbe Situation erleben würde, wenn er eine positive Grundannahme hätte.

Vielleicht haben Sie Lust, anhand der oben aufgelisteten Fragen Ihre eigenen Grundannahmen oder Glaubenssätze herauszufinden. Was passiert automatisch und was passiert, wenn Sie versuchen, das Programm selbst zu steuern, indem Sie die Grundannahmen infrage stellen und auch gegenteilige, positive Erlebnisse miteinbeziehen?

3.1.9 Bestimmen Sie selbst, worauf Sie Ihre Aufmerksamkeit richten

Wie sehr unsere Aufmerksamkeit von unseren Erwartungen und Erfahrungen bestimmt wird, merken wir an optischen Täuschungen oder, wenn uns ein Gefühl stark leitet.

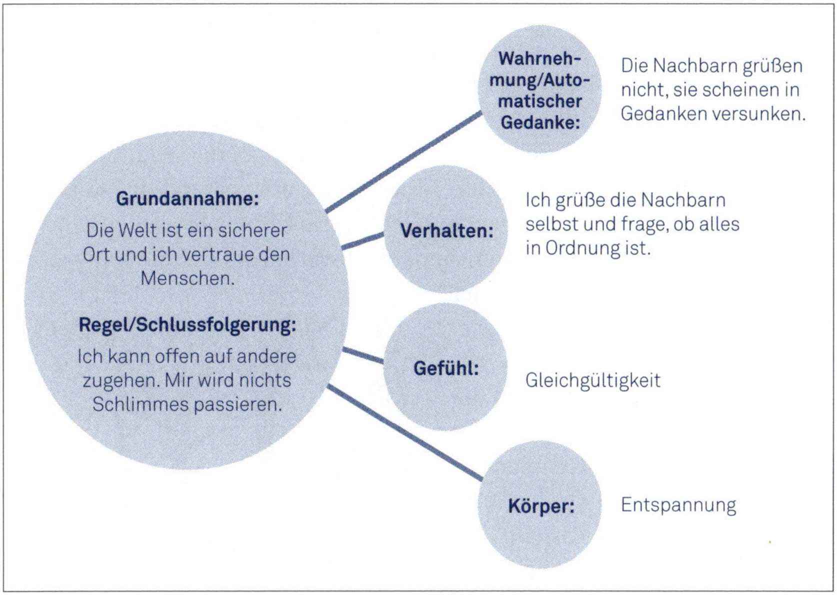

Abbildung 13: Der Einfluss einer positiven Grundannahme auf Antons Erleben

Beispiele

- Tom, der vermutet, dass Mira ihn betrügt, richtet seine Aufmerksamkeit verstärkt auf mögliche Indizien, die dies angeblich bestätigen.
- Anton achtet durch seine Ängste vor allem auf Geräusche aus der Nachbarschaft, auf die Telefonleitung und auf das Auto auf der Straße. Jedes Klicken in der Leitung scheint eine Bestätigung seiner Befürchtung zu sein.

In Kapitel 2.2.2 haben wir das Phänomen des zu schnellen Urteilens bereits beschrieben, das heißt, aufgrund weniger Informationen ein abschließendes Urteil zu fällen. Wenn das passiert, ist es wichtig, den „Spot" der Aufmerksamkeit wieder zu vergrößern. Am Ende entscheiden wir, worauf wir unsere Aufmerksamkeit richten. Ganz nach dem Motto:

„Der eine sieht nur Bäume, Probleme dicht an dicht.
Der andere die Zwischenräume und das helle Licht."

(E. Matani)

Das ist jedoch leichter gesagt als getan. Denn die Angst ist ein starker Motor, der den Scheinwerfer der Aufmerksamkeit immer wieder zu den potenziell bedrohlichen Dingen lenkt. Um dem entgegenzusteuern, ist eine Fokussierung auf andere Dinge hilfreich. Im Prinzip geht es darum, die Aufmerksamkeit auf andere Dinge zu richten. Dies ist besonders entlastend, wenn man sich angenehme oder beruhigende Dinge sucht, um dort mit der Aufmerksamkeit eine Weile zu verbleiben. Beispielsweise können Sie bei einem *Spaziergang in der Natur* die Aufmerksamkeit abwechselnd auf die Bäume, die Gräser und die Vögel lenken. Oder auf verschiedene Sinne: Geräusche, Gerüche, Farben. Eine weitere sehr hilfreiche Strategie ist, sich auf die Atmung zu konzentrieren, also die Aufmerksamkeit auf den eigenen Körper zu richten. Sie werden merken, wie schnell die Anspannung sinkt und damit auch die Ängste abgeschwächt werden.

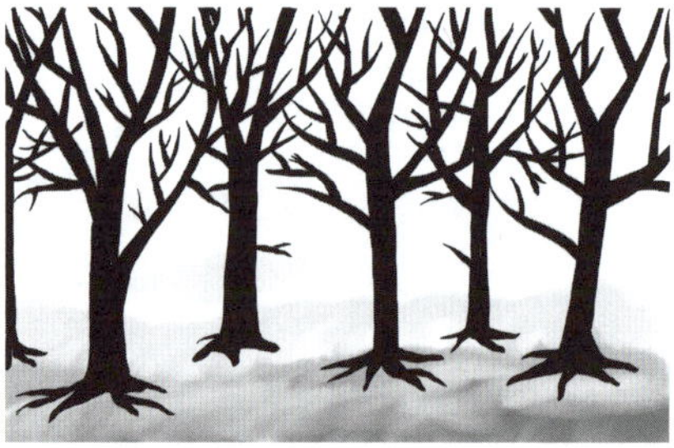

© Klaus Gehrmann

> Das Arbeitsblatt 6 (vgl. Anhang auf Seite 107) enthält die Anleitung für die Übung „Spaziergang in der Natur" sowie einige Atemübungen. Bei allen Übungen ist es wichtig, dass Sie diese so lange wiederholen, bis Sie merken, dass die Anspannung merklich nachlässt.

Audiodatei

Sie können sich diese Übung auch vorlesen lassen. Im Anhang auf Seite 96 wird erklärt, wie Sie die Audiodatei „Spaziergang in der Natur" herunterladen können. Wenn Sie mögen, können Sie sich die Audiodatei auch auf Ihrem Smartphone abspeichern. Nehmen Sie sich dann noch einen Kopfhörer mit, gehen Sie in die Natur und probieren Sie die Übung gleich aus.

3.1.10 Wägen Sie gut ab, anstatt schnell zu urteilen

Um Fehlentscheidungen aufgrund vorschnellen Urteilens zu vermeiden, ist es wichtig, viele Informationen zu sammeln und zu berücksichtigen. Natürlich ist dies bei weniger wichtigen Entscheidungen nicht so relevant, beispielsweise, wenn Sie im Supermarkt vor dem Kühlregal stehen und unsicher sind, ob Sie lieber den Erdbeer- oder Heidelbeerjoghurt kaufen sollen. Hier wäre es sicher kein Problem, einfach den Joghurt zu kaufen, der ihnen letzte Woche gerade gut geschmeckt hat, und nicht lange zu überlegen, was noch gegen den Joghurt sprechen könnte. Wenn es jedoch um Schwerwiegenderes geht, also zum Beispiel darum, einen Bekannten zu verdächtigen, etwas Böses gegen Sie im Schilde zu führen, ist es notwendig, Ihre Einschätzung auf einer soliden Datenbasis zu treffen. In diesem Fall wäre es also gegebenenfalls problematisch, zu schlussfolgern, dass Ihr Bekannter etwas gegen Sie hat, nur weil er letzte Woche nicht, wie versprochen, angerufen hat. Hier müsste schon etwas mehr zusammenkommen. Wie im vorangegangenen Kapitel deutlich wurde, ist es zudem wichtig, auch Hinweise, die gegen den Verdacht oder die Annahme sprechen, mit einzubeziehen (Hat der Bekannte sich z.B. für den fehlenden Anruf entschuldigt? Hat er den Anruf nachgeholt? Ist er an anderer Stelle unterstützend gewesen?).

Außerdem geht es darum, auch die Konsequenz Ihres Urteils miteinzubeziehen, das heißt zu berücksichtigen, wie folgenschwer dieses ist. Zum Beispiel könnten Sie sich fragen: Was passiert, wenn Sie dem Bekannten nicht mehr vertrauen? Welche Chancen auf Freundschaft gehen Ihnen vielleicht damit verloren? Wer hilft Ihnen in Zukunft, wenn Sie in Not sind? Andererseits geht es auch darum, genau zu überlegen, was die Ursache für das Ereignis war und ob man vielleicht auch selbst dazu beigetragen hat. Möglicherweise hat der andere gar nicht böswillig gehandelt, sondern war nur vergesslich oder hatte den Eindruck, Sie wollten den Kontakt nicht mehr.

Beispiel: Anton

Bei Anton könnte das bedeuten: Wenn er sich nicht weiter zurückgezogen, sondern direkt mit seiner Schwester gesprochen hätte, dann hätte sie ihm mitteilen können, dass sie anrief, weil sie mit ihm spazieren gehen wollte, und dass das Knacken in der Leitung mit dem alten Telefon zusammenhängt, dass er von seiner Großmutter geerbt hat. Der Schein trügt also immer mal wieder.

Merke

Bei alldem ist zu bedenken: Irren ist menschlich!

Übung: Was ist hier zu sehen?

Damit Sie diesen Effekt noch besser nachvollziehen können, empfehlen wir Ihnen die Übung „Was ist hier zu sehen?“ durchzuführen. Im Anhang auf Seite 96 wird erklärt, wie Sie die Übungsanleitung herunterladen können. Nehmen Sie sich dafür etwas Zeit.

Und? Haben sich Ihr Blick und Ihr Urteil gewandelt, je nachdem, wie viele Informationen Sie hatten?

3.1.11 Erkennen und reduzieren Sie Sicherheitsverhalten

Wie in Kapitel 1.1.3 beschrieben, führt Sicherheitsverhalten bei Menschen mit Verfolgungsängsten zwar kurzfristig dazu, dass diese sich sicherer fühlen, langfristig jedoch eher zu weiterer Verunsicherung. Das klingt vielleicht paradox, ist es aber gar nicht. Schauen Sie sich folgendes Beispiel genauer an (vgl. Abbildung 14).

Fallbeispiel: Anton

Normalerweise ist Anton über eine Stunde zu Fuß gelaufen, um bedrohliche Gedanken und angstvolle Gefühle beim Busfahren zu vermeiden. Durch die Therapie hat er gelernt, dass man nicht nur die kurzfristigen, sondern auch die langfristigen Konsequenzen eigener Verhaltensweisen im Blick behalten sollte. Nur so können sich die Ängste mit der Zeit verringern (vgl. Abbildung 14).

Mit den langfristigen Konsequenzen im Hinterkopf hat sich Anton Schritt für Schritt überwunden, wieder den Bus zu nutzen. Wenn er jetzt mit dem Bus fährt, schaut er nicht wie sonst auf den Boden, sondern lässt den Blick mal nach draußen und mal an den Leuten vorbei wandern. Wenn ihn jemand interessiert, schaut er eine Person auch mal direkt an. Dadurch merkt er, dass sich die Leute um ihn herum gar nicht sonderlich für ihn interessieren. Die Angst sinkt.

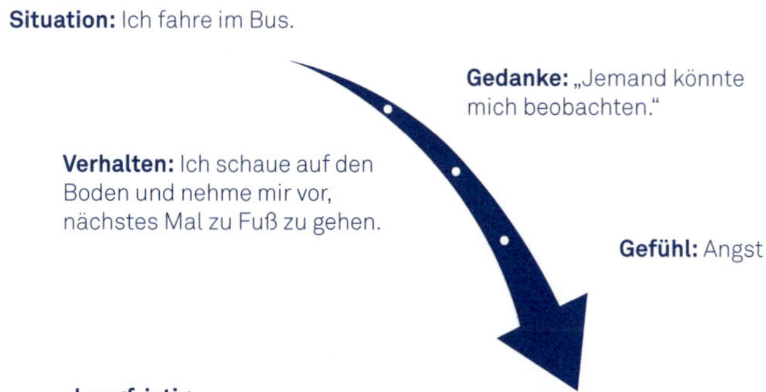

Langfristig

- Ich merke nicht, dass die Situation auch ohne mein „Sicherheitsverhalten" ungefährlich wäre.
- Ich wirke auf andere unnahbar und unsicher und provoziere damit eher negative Reaktionen.
- Ich kann keine gegenteiligen Erfahrungen machen, z.B., dass mich jemand anlächelt, und werde mit der Zeit immer unsicherer.

Abbildung 14: Beispiel für langfristige Konsequenzen von Sicherheitsverhalten (in Anlehnung an Mehl & Lincoln, 2014)

Gedankenexperiment

Denken Sie an eine Situation, in der Sie etwas aufgrund von Ängsten vermieden haben, obwohl Sie es gerne getan hätten. Erleben Sie, was sich verändert, wenn Sie sich überwinden, solche Situationen nicht mehr zu meiden. Was könnten Sie gewinnen? Was könnte es kosten? Wenn Sie einige Male gegen den inneren Impuls der Vermeidung handeln, werden Sie feststellen, wie Sie sich von Mal zu Mal freier fühlen.

In Tabelle 4 sind einige Sicherheitsverhaltensweisen und hilfreiche alternative Strategien nochmals zusammengestellt. Dabei ist der Fokus auf Verfolgungsängste gerichtet, alle anderen Arten von Ängsten können jedoch genauso dazu führen, dass Menschen bestimmte, langfristig ungünstige Verhaltensweisen entwickeln. Ergänzen Sie die Tabelle gerne noch mit Ihren eigenen Beispielen.

Tabelle 4: Häufige Sicherheitsverhaltensweisen und Ideen für alternatives Verhalten

Sicherheitsverhalten	Alternatives Verhalten
Auf den Boden schauen.	Menschen direkt anschauen, den Blick in die Ferne schweifen lassen.
Rückzug, Kontakt zu anderen meiden.	Versuchen, Kontakt zu halten, es gibt verschiedene Wege (Telefon, SMS, persönlich).
Viel rauchen, Alkohol trinken, Drogen nehmen.	Evtl. Beratungsstelle aufsuchen, Techniken anwenden, die Anspannung senken (z.B. kalt duschen, Entspannungsübungen machen, wie z.B. Body-Scan oder PMR, Sport)
Viel schlafen, auch tagsüber.	Nur nachts schlafen, tagsüber teils ablenken, teils über die Ängste sprechen.
Sich ständig ablenken, z.B. TV schauen.	Eine gute Balance zwischen Ablenkung und Auseinandersetzung mit den eigenen Ängsten wählen (siehe Übungen in diesem Buch, z.B. Annahme überprüfen, bewusstes Zu-Ende-Denken).
Ständig Nachrichten schauen und Texte lesen, die sich mit bedrohlichen Inhalten beschäftigen, z.B. Polizei-Rundfunk, YouTube Videos schauen, die Menschen bei Delikten filmen.	Gezielte Auswahl an Medienkanälen, für eine begrenzte Zeit am Tag, die sich mit einer Bandbreite an Themen beschäftigen. Gezielt Medien konsumieren, die positive Nachrichten melden, z.B. www.goodnews.eu oder angstfrei.news.
✎	
✎	
✎	

Wie oben beschrieben führen angstauslösende Gedanken häufig zu innerer Unruhe, die dann wiederum zu Sicherheitsverhalten führt. Um diesen Kreislauf zu unterbrechen, können neben den alternativen Verhaltensweisen auch stressmildernde Gedanken unterstützen. Am besten, Sie schreiben sich davon zwei bis drei auf einen Zettel und tragen diesen Zettel immer bei sich, z. B. im Portemonnaie. Bei Bedarf können Sie dann immer mal wieder einen Blick auf den Zettel mit den mutmachenden Gedanken werfen.

Beispiele: Mutmachende Gedanken

- Ruhe bewahren.
- Ich lasse mich nicht verrückt machen.
- Mein Bauchgefühl kann trügerisch sein.
- Letztes Mal, als ich riskiert habe rauszugehen, ist auch nichts passiert.
- Ich habe keinen Grund, an mir zu zweifeln.
- Ich konzentriere mich nur auf das Wichtigste.
- Katastrophen kann man nicht durch Sorgen verhindern.
- Ich werde mich besser fühlen, wenn ich es geschafft habe.
- Ich werde stolz auf mich sein, wenn ich es durchgestanden habe.
- Den schlimmsten Fall werde ich auch überstehen.
- Selbst wenn mir jemand schaden möchte, wird es Menschen geben, die mir helfen.
- Meine letzte gute Begegnung war ...
- Ganz sicher gefühlt habe ich mich, als ...
- Tief durchatmen ... entspannen.

Vielleicht fallen Ihnen auch noch weitere mutmachende Gedanken ein?

3.1.12 Stärken Sie Ihr positives Selbstbild

Häufig sind Menschen, die an Verfolgungsängsten leiden, unsicher bezüglich ihrer eigenen Person und ihres Selbstwerts. Ein negatives Selbst- und Weltbild, das meist durch Verletzungen und Erleben von Hilflosigkeit in der Vergangenheit entstanden ist (vgl. Kapitel 2.1.2), führt dazu, dass Situationen als bedrohlicher wahrgenommen werden, als sie in der Realität sind. Schlechte Erfahrungen und abwertende Kommentare führen oft dazu, dass wir uns selbst zu kritisch beurteilen und unsere Aufmerksamkeit nur mehr darauf richten, was wir nicht gut können oder nicht sind. Umso wichtiger ist es, auch die positiven Eigenschaften immer wieder in den Fokus zu rücken. Gerade wenn eine Unsicherheit über den eigenen Wert besteht, ist es nicht einfach, den Blick auf das zu richten, was wir an uns mögen. Lassen Sie sich dabei unterstützen! Jeder Mensch hat positive Eigenschaften und nicht selten wird eine Eigenheit, die man selbst nicht an sich mag, von anderen geschätzt oder gar bewundert.

Fallbeispiel: Anton

Anton war beispielsweise schon immer recht zurückhaltend in sozialen Begegnungen. Während er das als Schwäche erlebt und sich dafür schämt, findet sein guter Freund Karl es angenehm, dass Anton sich nicht immer so in den Mittelpunkt drängt.

Um Ihre Stärken und Schwächen schriftlich festzuhalten, können Sie das Arbeitsblatt 7 (vgl. Anhang auf Seite 109) verwenden. Notieren Sie im Arbeitsblatt Ihre Stärken und Schwächen, um sich mit ihnen auseinanderzusetzen. Das Verhältnis zwischen Stärken und Schwächen sollte, wenn möglich, ausgewogen sein. Dabei geht es auch darum, was Sie anderen Menschen bedeuten oder was Sie im Leben geschafft haben. Und auch hier geht es weniger darum, was Sie beruflich erreicht haben, sondern mehr darum, was Sie persönlich ausmacht. Wie sind Sie mit schwierigen Situationen umgegangen? Was sind Ihre Fähigkeiten und Ressourcen? Ergänzen Sie Ihre eigenen Ideen durch Äußerungen von Freundinnen bzw. Freunden oder von Bekannten! Dabei ist es wichtig, genau zu überprüfen, ob die Schwäche wirklich eine solche ist oder andere Personen dies vielleicht anders sehen. Am Ende wird es immer Eigenschaften geben, die man nicht so gern an sich hat. Hier bleibt einem nichts anderes übrig, als diese zu akzeptieren, so wie man auch Eigenschaften an anderen Menschen akzeptiert, die sich nicht ändern lassen. Was das genau heißt, erfahren Sie auf Seite 73.

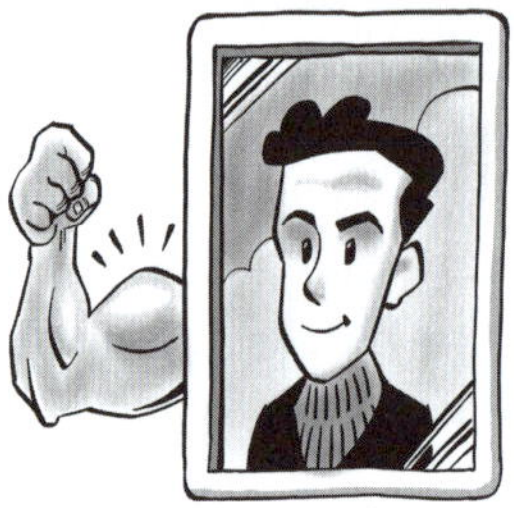

© Klaus Gehrmann

Ein positiver Selbstwert setzt sich aus verschiedenen Komponenten zusammen. Dabei ist unter anderem entscheidend, welche Beziehungserlebnisse

Menschen im Laufe ihres Lebens machen („Wie sicher, geschützt und geliebt fühle ich mich?“). Es geht außerdem darum, welche Kompetenzen erworben wurden, also um die Fragen: „Was kann ich?“, „Bin ich mir dessen bewusst?“ und „Erhalte ich dafür auch Anerkennung?“. Und es geht darum, wie selbstbestimmt Menschen sich erleben, also um die Frage: „Fühle ich mich oft hilflos oder habe ich den Eindruck, dass ich die Dinge selbst in die Hand nehmen und über mein Leben selbst entscheiden kann?“. Das sind wichtige Fragen, mit denen man sich auch im Rahmen einer Psychotherapie intensiver auseinandersetzen kann.

> Im Arbeitsblatt 8 (vgl. Anhang auf Seite 110) finden Sie die Texte zu den Vorstellungsübungen „Mein innerer Freund“ und „Schöne Erlebnisse mit anderen“. Sie können sich diese Texte selbst vorlesen und mit Ihrem Smartphone aufnehmen. So können Sie sich die Vorstellungsübungen immer wieder anhören. Oder Sie bitten eine Freundin bzw. einen Freund, Ihnen die jeweiligen Texte vorzulesen.

Audiodatei

Die beiden Vorstellungsübungen gibt es auch als Audiodateien. Im Anhang auf Seite 96 wird erklärt, wie Sie die Audiodateien herunterladen können. Wählen Sie die Übung „Mein innerer Freund“, um Ihr positives Selbstbild zu stärken, und die Übung „Schöne Erlebnisse mit anderen“, um sich eine positive Begegnung mit einer anderen Person vorzustellen.

3.1.13 Unangenehme Gefühle zu akzeptieren schafft viel Freiraum und Energie

Jeder Mensch benötigt Sicherheit und Kontrolle. Das ist ein Grundbedürfnis. Gleichzeitig erlebt jeder Mensch immer wieder Dinge im Leben, die unkontrollierbar sind und verunsichern. Das liegt in der Natur des Lebens. Dabei geht es meist um die Kontrolle unangenehmer Gefühle. Hilflosigkeit ist für Menschen kaum zu ertragen und macht ihnen häufig große Angst. Entsprechend versuchen Menschen, sie möglichst zu kontrollieren. Aber je mehr man versucht, Kontrolle auszuüben, wo keine Kontrolle möglich ist, desto mehr Energie wird benötigt. Vielleicht haben Sie einmal versucht, im Schwimmbad einen prall gefüllten Ball unter Wasser zu drücken, der dann plötzlich unkontrollierbar mit voller Wucht nach oben gesprungen kam, sobald die Kraft nachließ oder Sie nicht richtig aufgepasst haben. So ähnlich ist es mit den unangenehmen Gefühlen. Je mehr wir versuchen, sie unter Kontrolle zu bringen, desto mehr werden sie zu enormen Energiefressern. Außerdem machen unsere permanenten Kontrollversuche das Leben unfrei und wenig lebendig. Ein hilfreicherer Umgang mit schwierigen Gefühlen ist also, ihre Existenz zu akzeptieren.

In der Akzeptanz- und Commitment-Therapie (ACT) von Steven C. Hayes wird hierfür ein schönes Bild verwendet. Die Angst wird dabei als Monster beschrieben, das entweder den Weg zur Sonne versperrt oder, wenn man das Monster mit auf den Weg nimmt, diesen zwar beschwerlicher, aber möglich macht. Was ist Ihr Monster im Leben? In welche Richtung könnten Sie gehen, wenn Sie das Monster mitnehmen würden?

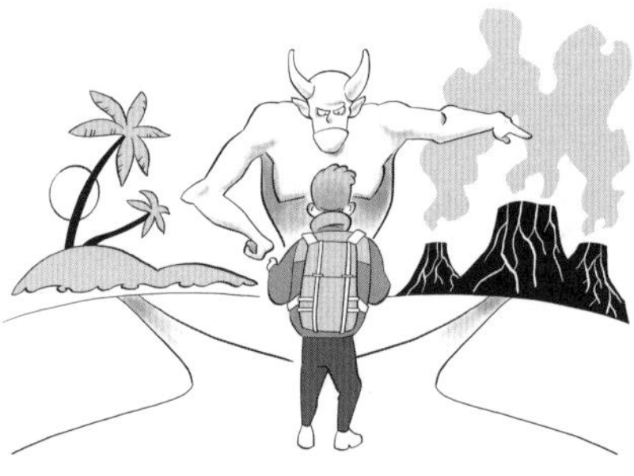

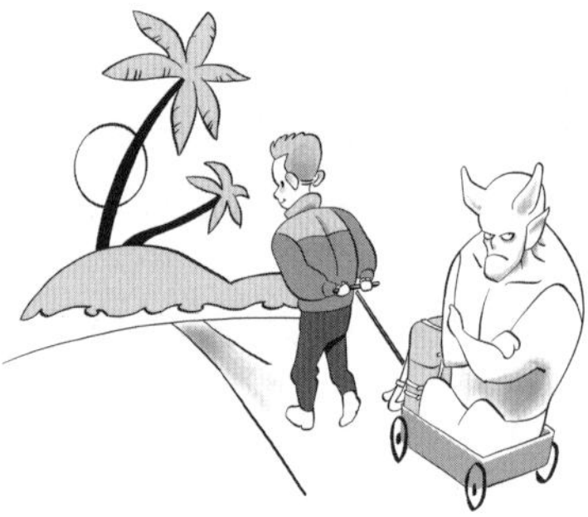

Unangenehme Gefühle anzunehmen, bleibt häufig eine lebenslange Aufgabe. Das Erstaunliche und Ermutigende dabei ist, dass, wenn dies einmal geschafft ist und wenn es nicht mehr nötig ist, gegen Ängste anzukämpfen, man plötzlich wieder über mehr Energie verfügt, sein Leben so zu gestalten, dass man sich wohl darin fühlt.

Im folgenden Kasten finden Sie die Anleitung für eine Akzeptanzübung. Sie besteht aus einer Kombination verschiedener Techniken, die sie bereits kennengelernt haben. Wie fühlt es sich an, wenn Sie Ihre Angst (Ihr Monster) akzeptieren?

Akzeptanzübung

1. Das Gefühl benennen, ohne es zu bewerten (z.B. „Ich fühle mich unsicher.").
2. Falls möglich, den Grund für das Gefühl benennen (z.B. „Ich fühle mich unsicher, weil ...").
3. Akzeptanz des Gefühls (z.B. „Ich fühle mich unsicher, weil ..., und das ist okay so!").
4. Diesen Satz mehrmals wiederholen.
5. Gleichzeitig eine der Atemtechniken anwenden (z.B. Lippenbremse; vgl. Anhang, Seite 108).
6. Beobachten, wie sich das Gefühl langsam abschwächt.

Wenn Sie den Schritt der Akzeptanz geschafft haben, dann ist es leichter, sich Aufgaben zu stellen, die Ängste auslösen und daher Mut erfordern. Zu wissen, was man durch Akzeptanz gewinnt, macht es deutlich leichter.

3.1.14 Gehen Sie mutig voran und nehmen Sie andere dabei mit

Was würden Sie tun, wenn Sie weniger Ängste hätten? Erstellen Sie ein kleines Mutprotokoll für Dinge, die Ihnen wichtig sind und die Sie sich bisher nicht getraut haben. Hängen Sie sich den Zettel an Ihren Kühlschrank, sodass Sie täglich an diese Dinge und Optionen erinnert werden.

Beispiel: Mutprotokoll

Wenn ich nicht unsicher wäre und keine Verfolgungsängste hätte, würde ich

- heute spontan meinen alten Schulkameraden besuchen.
- laut singen, während ich im Park spazieren gehe.
- endlich den Volkshochschulkurs machen, an den ich schon so lange teilnehmen möchte.
- ins Kino gehen.
- mit dem Bus in die nächste Stadt fahren.
- ...

Vielleicht trauen Sie sich, den einen oder anderen Schritt – allein oder mit Unterstützung durch andere Personen – zu gehen. Es geht darum, viele kleine

Schritte zu machen, um so eine Zukunft zu gestalten, die freier von Ängsten ist, und damit die Wahrscheinlichkeit, dass Verfolgungsängste entstehen, zu verringern.

Tipp für mehr Geduld

Auch wenn der Weg manchmal beschwerlich ist und das Ziel oft in weiter Ferne liegt, bleiben Sie dran! Vielleicht hilft Ihnen dabei die Zug-Metapher: Stellen Sie sich vor, Sie haben ein Zugticket. Sie wissen genau, wohin es geht und wo das Ziel ist. Doch Sie sitzen in einem dieser langsamen Züge, die an jeder noch so kleinen Bummel-Haltestelle stoppen. Stück für Stück nähern Sie sich Ihrem Ziel. Genauso gut kann es sein, dass der Zug wieder ein Stück zurückrollt oder aus Versehen aufs Nebengleis fährt, bis das richtige Gleis wieder gefunden wird. Dazu erfahren Sie im nächsten Kapitel mehr.

3.1.15 Entwicklung neuer Perspektiven: Wie möchten Sie leben?

Der Weg eines Menschen wandelt sich im Laufe des Lebens stetig. Es gibt geradlinige Abschnitte, die sich leicht und unbeschwert anfühlen, aber auch Abweichungen, Umwege und Rückschritte, die viel Energie kosten. Letztlich geht es darum, sich ein Leben aufzubauen, in dem man sich an den eigenen Zielen und Werten orientiert und in dem man eigene Bedürfnisse berücksichtigt.

Menschen, die ihre Aufmerksamkeit häufig auf mögliche Bedrohungen richten, sind mehr damit beschäftigt, sich zu schützen, als ein Leben aufzubauen, welches sie befriedigt, weil sie eigene Ideen entwickeln und Wünsche verwirklichen können. Die Frage, in welche Richtung das eigene Leben gehen soll, tritt dann allzu häufig in den Hintergrund. Trauen Sie sich, Ihre Ziele zu formulieren und sich einen eigenen Lebensweg auszumalen, auch wenn sich nicht alles erfüllen wird! Eine Aufzeichnung des eigenen Lebensweges kann, auch begleitend zu einer Therapie, eine gute Orientierung dafür sein, wo es hingehen soll. Ziehen wir das Beispiel von Anton wieder heran:

Fallbeispiel: Anton

Anton hat den Bezug zu seinen eigenen Zielen ganz verloren. Durch die ständige Beschäftigung mit den potenziell gefährlichen Situationen hat er sich gar nicht mehr gefragt, was er denn vom Leben erwartet. Er harrt in seiner Wohnung aus und versucht eher, zu überleben, als dass er Freude an seinem Leben empfindet.

Vielleicht schaffen Sie es mithilfe der oben genannten Übungen, die Perspektive zu wechseln und etwas Abstand zu den Ängsten und unangenehmen Gedanken zu gewinnen? Wenn Sie wieder ein wenig Spielraum gewonnen haben, dann richten Sie den Fokus auf sich selbst und lassen sich folgende Fragen durch den Kopf gehen:

- Wie will ich mein Leben leben?
- Was ist mir wichtig, worauf lege ich besonderen Wert?
- Wofür soll mein Leben stehen?
- Welche Richtung möchte ich einschlagen?
- An welchen Werten möchte ich mich orientieren?

Falls Sie gerne kreativ sind, basteln Sie eine Collage oder malen Sie Ihren neuen Weg. Treten Sie einen Schritt zurück und lassen Sie die Collage auf sich wirken. Vielleicht möchten Sie Ihrer Therapeutin bzw. Ihrem Therapeuten oder einer Freundin bzw. einem Freund davon erzählen? Welche Erkenntnisse sind Ihnen gekommen? Was könnten erste kleine Schritte hin zu diesem Leben sein?

In den vorangehenden Kapiteln haben wir Ihnen zahlreiche Anregungen gegeben, was Sie selbst gegen Verfolgungsängste tun können. Die wichtigsten Anregungen für den Alltag sind im folgenden Kasten noch einmal zusammengefasst.

14 Anregungen für den Alltag

1. Tagesstruktur halten: Auf regelmäßige Mahlzeiten, Zu-Bett-Geh- und Aufsteh-Zeiten achten. *Schlaf ist besonders wichtig!*
2. Auf eine gute Balance zwischen Genuss und Pflicht achten. Besonders auf die Beibehaltung sozialer Routinen achten (z.B. zum Bäcker gehen oder Aktivitäten mit anderen Menschen).
3. Übungen zur inneren Balance durchführen (z.B. Atemübungen, Progressive Muskelentspannung, Yoga).

4. Kontakt zu Freundinnen bzw. Freunden oder Familie aufrechterhalten bzw. aufbauen (ein kleines Telefonat pro Woche kann schon ausreichen), sozialen Rückzug vermeiden.
5. Mit engen Vertrauten über die eigenen Befürchtungen und Veränderungen im Erleben sprechen (evtl. im Rahmen von Selbsthilfegruppen).
6. Grübelzeiten reduzieren und automatische Gedanken infrage stellen.
7. Aufmerksamkeit immer wieder nach außen richten (z.B. Spaziergang in der Natur).
8. Auf verschiedene Informationen und Quellen achten.
9. Sicherheitsverhalten reduzieren. Neues wagen. Altgewohntes hinterfragen.
10. Bewusstmachen eigener Stärken und Fähigkeiten.
11. Akzeptanz von unangenehmen Gefühlen (sie sind „nur" das Ergebnis unserer Bewertung).
12. Die Aufmerksamkeit auf Positives richten (z.B. an positive Ereignisse denken, mutmachende Gedanken).
13. Achtsam mit sich umgehen und sich selbst Zeit geben, um mit der aktuellen Erfahrung zurechtzukommen.
14. Den eigenen Lebensweg aktiv gestalten.

Im Arbeitsblatt 9 (vgl. Anhang auf Seite 113) finden Sie die 14 Tipps nochmals. Am besten machen Sie sich eine Kopie (oder schneiden Sie das Blatt entlang der Linie einfach heraus) und hängen Sie diese an eine Wand oder an den Kühlschrank, damit Sie die hilfreichen Vorschläge immer im Blick haben.

3.2 Hilfe von außen: Was möglich ist und wie Sie lernen können, anderen zu vertrauen

Es liegt in der Natur von Verfolgungsängsten, dass es Betroffenen oft nicht leichtfällt, sich anderen anzuvertrauen. Daher kann es auch viel Überwindung kosten, sich Hilfe von außen zu holen. Hinzu kommt, dass viele Menschen mit Verfolgungsängsten unangenehme Erfahrungen mit Menschen gemacht haben. Wie wir wissen, sind diese Erfahrungen sogar einer der Gründe dafür, warum sich Verfolgungsängste überhaupt entwickeln. Manche machen leider auch unangenehme Erfahrungen, wenn sie mit anderen über ihre Verfolgungsängste sprechen. Umso wichtiger ist es, sich die Menschen, die Sie unterstützen könnten, genau auszusuchen. Vor allem Expertinnen und Experten mit Erfahrung in diesem Bereich können die Zusammenhänge zwischen der jeweiligen Lebensgeschichte und den Verfolgungsängsten verstehen und sensibel darauf eingehen. Dennoch werden vielleicht Zweifel bleiben, ob Sie sich einer Therapeutin bzw. einem Therapeuten wirklich anvertrauen können. Auch wenn eine Therapie von vielen Betroffenen im Nachhinein als sehr hilfreich bewertet werden, die 100 %ige Sicherheit, dass auch Sie positive Erfahrungen machen, haben Sie natürlich nicht. Es ist ein Grundrisiko, mit dem Sie, so wie viele andere Menschen, leben müssen. Was sicher hilft: Sagen Sie als Betroffene bzw. Betroffener den Menschen, die Sie unterstützen möchten, offen, wenn es Ihnen schwerfällt, zu vertrauen, und sagen Sie auch, was Sie benötigen, um sich sicherer zu fühlen.

Falls Sie dennoch zweifeln, ob es sich lohnt, eine „Hilfsperson" einzubeziehen, sind hier einige Argumente zusammengestellt, die Sie bei Ihrer Entscheidung unterstützen können. Vielleicht erinnern Sie sich an die Gegenüberstellung der Pro- und Contra-Argumente bei der Frage, ob es sich lohnt, sich einer Person anzuvertrauen (Kapitel 3.1.5). Im Grunde geht es hier um etwas ganz Ähnliches, nämlich darum, die Perspektive zu weiten, das heißt, neben der eigenen Unsicherheit und den Argumenten, die gegen etwas sprechen, Ideen zu sammeln und zuzulassen, die dafürsprechen könnten.

Mögliche Gründe, die für den Einbezug einer Hilfsperson sprechen:

- Ich erlebe mich weniger allein.
- Ich habe die Chance, eine andere Perspektive einzunehmen.
- Indem ich über meine Ängste spreche, werden sie weniger oder schwächer.
- Ich kann Annahmen besser überprüfen und Kosten und Nutzen meiner Gedanken bzw. meines Verhaltens besser abwägen.
- Ich kann wieder lernen, mehr zu vertrauen.
- Ich kann Verantwortung abgeben.
- Ich fühle mich insgesamt entlastet.
- Ich habe mehr Schutz, falls meine Annahme zutrifft und ich tatsächlich verfolgt werde.
- Psychologische Psychotherapeuten unterliegen der Schweigepflicht.

Vielleicht fallen Ihnen selbst noch weitere Argumente ein. Dann notieren Sie diese hier:

- ______________________________
- ______________________________
- ______________________________

Neben den professionellen Hilfspersonen gibt es natürlich auch die Möglichkeit, sich an Menschen zu wenden, die gerade Ähnliches erleben oder erlebt haben. Ein Austausch mit „Gleichgesinnten" fühlt sich oft entlastend an. Hierfür gibt es diverse Selbsthilfegruppen, aber auch Genesungsbegleiterinnen bzw. -begleiter.

Im Anhang auf Seite 94 sind entsprechende Kontaktadressen zusammengetragen. Sollten Sie lieber anonym bleiben wollen, so gibt es auch die Möglichkeit, sich im Internet auszutauschen und Informationen zu gewinnen.

3.2.1 Therapie: Welche Angebote gibt es und wie unterscheiden sie sich?

Behandlung im Krankenhaus oder Behandlung in der ambulanten Therapiepraxis?

Je nach Stärke der Belastung ist eine Behandlung im Krankenhaus oder ambulant, d. h. in einer Praxis, möglich. Häufig folgen die Therapien auch in der Intensität nacheinander, sodass beispielsweise in einer ambulanten Behandlung die Erfolge aus der stationären oder teilstationären Behandlung vertieft werden. Das müssen Sie oder Ihre Angehörigen nicht allein entscheiden, sondern Sie können es mit Ihrer Therapeutin bzw. Ihrem Therapeuten oder Ihrer Psychiaterin bzw. Ihrem Psychiater gemeinsam überlegen. Um eine ambulante Behandlung zu beginnen, muss ein Mensch eine „Grundstabilität" mitbringen, d. h. zumindest in der Lage sein, einmal pro Woche zur Therapie zu erscheinen.

Um sich für das passende Setting zu entscheiden, kann es hilfreich sein, sich zu überlegen, was die Vor- und Nachteile des jeweiligen Settings sind. Diese

	Pro	Contra
Behandlung im Krankenhaus	• Mehr Sicherheit • Behandlungsteam • Andere Betroffene, mit denen ich mich austauschen kann	• Weniger Autonomie • Meine Katze muss von jemand anderem versorgt werden
Ambulante Behandlung in der therapeutischen Praxis	• Zu Hause schlafen • Ich kann die Dinge, die ich lerne, gleich im Alltag anwenden • Ich werde über eine längere Zeit von einer Therapeutin oder einem Therapeuten begleitet	• Nur ein- bis zweimal für eine Stunde in der Woche • Ich muss, wenn nötig, extra zum Psychiater

Abbildung 15: Beispiel einer Pro-Contra-Liste zur Frage: Ambulante oder stationäre Therapie?

Überlegungen kann man zum Beispiel in Form einer Pro-Contra-Liste festhalten (vgl. Abbildung 15).

Psychotherapie: Wie läuft das ab?

Was macht eine Psychotherapeutin bzw. ein Psychotherapeut? Eine Psychotherapeutin bzw. ein Psychotherapeut hilft Ihnen zu verstehen, was gerade passiert, und erarbeitet mit Ihnen, wie Ihr Problem entstanden sein könnte und was es aufrechterhält, also warum es nicht von selbst wieder weggeht. Zudem entwickelt eine Psychotherapeutin bzw. ein Psychotherapeut zusammen mit Ihnen Lösungsstrategien für Ihre Probleme und damit zusammenhängende Gefühle. Sie lernen, Einfluss auf Ihre Emotionen zu nehmen und Gedanken so zu verändern, dass sie weniger belastend sind. Außerdem hilft die Therapeutin oder der Therapeut Ihnen dabei, sich auf Ihre eigenen Stärken zu konzentrieren und zu lernen, sich selbst so zu akzeptieren, wie Sie sind – mit allem, was Sie als Person mitbringen. Wenn Sie es wünschen, lädt sie auch Ihre Angehörigen oder Freundinnen bzw. Freunde zum gemeinsamen Gespräch ein, damit sich Beziehungen verbessern und Unsicherheiten abgebaut werden können. Zudem hält sie – Ihre Zustimmung vorausgesetzt – Rücksprache mit Ihrer Hausärztin bzw. Ihrem Hausarzt oder Ihrer Psychiaterin bzw. Ihrem Psychiater, um die gesamte Behandlung im Blick zu behalten.

Wie genau läuft das ab? Zuerst gibt es ein unverbindliches Kennenlerngespräch (die psychotherapeutische Sprechstunde), um festzustellen, ob man sich eine therapeutische Arbeit miteinander vorstellen kann. Die Grundlage jeder Therapie bietet eine gute Diagnostik, das heißt, die Therapeutin bzw. der Therapeut stellt mithilfe bestimmter Fragen und Tests eine vorläufige Diagnose, an der sich die weitere Therapie dann orientiert. Auch der Bericht für die Gutachter der Krankenkasse ist darauf abgestimmt. Und natürlich wird auch die Frage geklärt, ob überhaupt eine behandlungsbedürftige Störung vorliegt und welche weiteren Schritte empfohlen werden. Hierbei spielt die Biografie eine Rolle, aber auch die aktuellen Symptome oder Probleme, die Sie dazu veranlasst haben, aktuell professionelle Hilfe aufzusuchen. Spätestens nach vier probatorischen Sitzungen wird gemeinsam entschieden, ob und wie es weitergeht. Falls ein freier Platz vorhanden ist, wird je nach Einschätzung der Dringlichkeit ein Antrag auf eine Akutbehandlung (12 Sitzungen), eine Kurzzeittherapie (zweimal 12 Sitzungen) oder eine Langzeittherapie (60 Sitzungen) gestellt.

Es kann auch passieren, dass die eigentliche Therapie durch eine andere Therapeutin bzw. einen anderen Therapeuten durchgeführt wird als durch die Person, die Sie in der Sprechstunde kennengelernt haben, in der die vorläufigen Diagnose und eine Behandlungsempfehlung gestellt wurde. Das liegt daran, dass alle niedergelassenen Therapeutinnen bzw. Therapeuten seit einer Strukturreform im Jahr 2017 zeitnahe Sprechstundentermine anbieten müssen, ganz unabhängig davon, ob sie gerade freie Therapieplätze haben oder nicht.

Damit eine Therapie von den Krankenkassen übernommen werden kann, braucht es neben dem Bericht für die Gutachter einen Konsiliarbericht von Ihrer Hausärztin bzw. Ihrem Hausarzt oder Ihrer Psychiaterin bzw. Ihrem Psychiater. Darin wird bestätigt, dass kein körperlicher Grund gegen die Aufnahme einer Psychotherapie spricht, und der Bericht gibt, falls vorhanden, die aktuelle Medikation und diesbezügliche Empfehlung an. Sobald der Krankenkasse alle notwendigen Unterlagen zum Antrag vorliegen, dauert es ca. drei bis fünf Wochen, bis eine Therapie genehmigt wird.

Woran erkenne ich eine gute Therapeutin bzw. einen guten Therapeuten? Eine gute Therapeutin bzw. einen guten Therapeuten erkennen Sie daran, dass Sie sich wohl bei ihr fühlen, dass sie genau nachfragt, dass sie Sie gut informiert, sich Zeit nimmt, um Ihre Fragen zu beantworten, und zuverlässig ist. Vermutlich fallen Ihnen jetzt noch andere wichtige Eigenschaften ein, die eine gute Therapeutin bzw. ein guter Therapeut im besten Fall hat. Die Vorstellungen können da individuell sehr verschieden sein. Und was man auch nicht vergessen darf: Auch Fachleute sind Menschen, die Fehler machen oder wichtige Dinge nicht erkennen. Sprechen Sie sie am besten direkt an, wenn Sie etwas stört. Eine gute Therapeutin bzw. ein guter Therapeut findet dann gemeinsam mit Ihnen einen Weg, um Ihre Unsicherheiten auszuräumen.

Wie Sie am besten zu einem Therapieplatz kommen, erfahren Sie im Anhang auf Seite 95.

Merke

Verfolgungsängste und Wahnvorstellungen können behandelt werden. Die Therapie wird in der Regel von der Krankenkasse übernommen.

Welches Verfahren eignet sich für die Behandlung von Verfolgungsängsten oder Verfolgungswahn?

Wenn Verfolgungswahn als Symptom einer paranoiden Schizophrenie vorliegt, orientieren sich Therapeutinnen und Therapeuten bei der Behandlung an den S3-Leitlinien der DGPPN (Deutsche Gesellschaft für Psychiatrie und Psychotherapie, Psychosomatik und Nervenheilkunde e.V., 2019) oder den Leitlinien der DGPs (Fachgruppe Klinische Psychologie und Psychotherapie der Deutschen Gesellschaft für Psychologie; Lincoln et al., 2019). Diese Leitlinien wurden mittels Experten-Komitee entwickelt und empfehlen neben einer medikamentösen Behandlung insbesondere die kognitive Verhaltenstherapie (KVT), auf deren Grundprinzipien auch dieser Ratgeber beruht. Daneben werden auch Familientherapien empfohlen. Beide Therapieformen können auch präventiv eingesetzt werden, um zu verhindern, dass sich aus Misstrauen und Verfolgungsängsten ein ausgeprägter Verfolgungswahn entwickelt. Die Kostenübernahme wird dann im Einzelfall mit der Krankenkasse geklärt. Wenn Sie eine Psychotherapeutin bzw. einen Psychotherapeuten gefunden haben, rechnet dieser direkt mit der Krankenkasse ab, sodass für Sie in der Regel kein Aufwand und keine Kosten entstehen. Weiterführende Informationen zur Kostenerstattung bzw. zu Sonderfällen der Kostenübernahme finden Sie im Anhang auf Seite 96.

Kognitive Verhaltenstherapie (KVT). Die kognitive Verhaltenstherapie hat in Deutschland eine lange Tradition. Sie konzentriert sich darauf, durch Veränderungen der Gedanken und bewusste Änderungen im Verhalten auch eine Veränderung des Erlebens und Empfindens zu bewirken. Das ABC-Modell (vgl. Kapitel 3.1.1) ist ein typisches Beispiel für das methodische Vorgehen in der kognitiven Verhaltenstherapie. Zudem wird versucht, ein Verständnis zu entwickeln, warum vor dem Hintergrund der eigenen Lebensgeschichte und der auslösenden Belastungssituation das aktuell spürbare Leid entstanden ist. Neben dem Verstehen ist jedoch das Erleben und das Schaffen neuer Erfahrungen essenziell, zum Beispiel durch sogenannte Verhaltensexperimente. Wenn die neuen Denk- und Verhaltensweisen zu Routinen werden, wendet sich häufig auch die Lebenssituation und das Lebensgefühl zum Besseren. Alle in Kapitel 3.1 genannten Übungen beruhen auf den Annahmen der kognitiven Verhaltenstherapie.

Familienorientierte Verfahren. Bei familienorientierten Interventionen stehen die zwischenmenschlichen Beziehungen und die Kommunikation miteinander im Fokus. Diese sollen bewusst und transparent gemacht werden, um sie so zu verändern, dass weniger Schwierigkeiten in der engeren und erweiterten Familie entstehen. Hier werden also die Angehörigen mit in die Behandlung einbezogen. Es geht dabei um gemeinsames Informieren, Verstehen und gegenseitiges Entlasten (z. B. von Schuldgefühlen, Überforderung) sowie um Erfahrungsaustausch und die Vermittlung praktischer Umgangsregeln. Den verschiedenen familienorientierten Ansätzen liegt die Annahme zugrunde, dass die Familie, neben anderen Faktoren, bei der Entstehung und/oder Aufrechterhaltung der Problematik eine wichtige Rolle spielt.

Beide Therapieformen können sich wunderbar ergänzen. Der Erfolg hängt am Ende davon ab, wie sehr Sie (und Ihre Familie) eine Bereitschaft zur Änderung mitbringen. Nur durch eine aktive Beteiligung an der Therapie kann eine dauerhafte Veränderung von innerem Erleben und äußerem Verhalten erfolgen. Ihre Therapeutin bzw. Ihr Therapeut wird Sie dabei unterstützen. Therapie ist ein aktiver Prozess und besteht vor allem aus den Zeiten zwischen den eigentlichen Sitzungen, in denen Sie das neue Wissen über sich und die Welt erproben und anwenden können. Geben Sie Ihrer Therapeutin bzw. Ihrem Therapeuten Bescheid, wenn Sie etwas nicht verstanden haben, etwas zu schnell ging oder Sie den Eindruck haben, dass Sie gerade nicht verstanden werden. Auch Therapeutinnen und Therapeuten können Fehler machen und von Zeit zu Zeit unachtsam sein. Umso mehr sind sie auf Ihre offene Rückmeldung angewiesen.

Medikamentöse Therapie

Was macht eine Psychiaterin bzw. ein Psychiater? Psychiaterinnen und Psychiater haben eine medizinische Ausbildung und sie konzentrieren sich daher oft in erster Linie auf die Behandlung mit Psychopharmaka (vor allem Neuroleptika bzw. Antipsychotika). Einige von ihnen haben eine psychotherapeutische Zusatzqualifizierung, können also auch Psychotherapie anbieten. Hintergrund einer medikamentösen Behandlung ist die Beobachtung, dass sich Symptome, wie z. B. Wahnvorstellungen, durch die Gabe von Antipsychotika (Neuroleptika) verbessern können oder sogar ganz verschwinden. Obwohl die chemischen Prozesse im Gehirn immer besser entschlüsselt werden, sind die neurochemischen Ursachen und Zusammenhänge in Bezug auf Verfolgungsängste nicht vollständig geklärt. Gesichert ist jedoch eine kurzfristige Wirksamkeit von Antipsychotika bei psychotischen Symptomen (wie Wahn, Halluzinationen, Erregbarkeit). Zu der langfristigen Wirkung und den Folgen weiß man leider deutlich weniger. Einerseits zeigt sich, dass es bei Absetzen der Neuroleptika häufiger zu Rückfällen kommt als bei der weiteren Einnahme, andererseits ist es manchmal auch schwer, diese Rückfälle von Absetzeffekten zu unterscheiden. Eine gute Psychiaterin oder einen guten Psychiater erkennen Sie daran, dass er oder sie sich Zeit nimmt, um Sie über die Art des Medikaments, die genaue Wirkung, aber auch über Nebenwirkungen (z. B. Übelkeit, sexuelle Probleme, Schlafstörungen, Gewichtszunahme) und die Art der Einnahme zu informieren. Meist müssen die Medikamente mindestens vier Wochen lang regelmäßig eingenommen werden, um ihre Wirkung zu bewerten und um einzuschätzen, ob sich Nebenwirkungen mit der Zeit wieder abschwächen. Im Verlauf einer medikamentösen Behandlung ist es wichtig, immer wieder gemeinsam die Vor- und Nachteile der aktuellen Medikation abzuwägen und die Dosis entsprechend anzupassen. Das Motto sollte lauten: So viel wie nötig, so wenig wie möglich. Beim Absetzen des Medikaments ist eine genaue Aufklärung auch im Hinblick auf mögliche Absetzphänomene wichtig. Absetzen sollte schrittweise erfolgen und möglichst ärztlich begleitet werden. Auch Ihre Psychotherapeutin oder Ihr Psychotherapeut kann mit Ihnen die Vor- und Nachteile der Einnahme von Neuroleptika besprechen und hilft Ihnen dabei, eine gute Lösung für Sie zu finden. Sprechen Sie sie oder ihn darauf an!

Im Anhang auf Seite 94 finden Sie einen Link zu einer Broschüre, anhand derer Sie sich weiter zum Thema Neuroleptika informieren können.

Entscheidung für eine bestimmte Therapieform oder Therapiekombination

Vor der Entscheidung für eine bestimmte Therapieform oder -kombination kann es auch sinnvoll sein, nach dem oben erwähnten Muster die Vor- und Nachteile der jeweiligen Therapieform mithilfe einer Pro-Contra-Liste abzuwägen bzw. eine Art innere Kosten-Nutzen-Balance zu erstellen. Als Basis für Ihre Überlegungen können Sie die Einteilung in Abbildung 16 nutzen.

Besprechen Sie diese Gedanken im Anschluss mit einer Person, der Sie vertrauen. Welche Therapieform ist angesichts der Vorteile (Nutzen) und Nachteile (Kosten) für Sie sinnvoll? Welche Kosten sind Sie am ehesten bereit zu tragen? Natürlich kann sich das im Verlauf der Zeit immer wieder ändern. Bleiben Sie achtsam für sich und für Veränderungen infolge Ihrer Entscheidung.

Woran merke ich, dass die Therapie hilft?

Eine wirksame Therapie macht sich darin bemerkbar, dass die belastenden Symptome allmählich verschwinden, das heißt beispielsweise:

- Ihre Grundanspannung nimmt ab.
- Sie können besser mit unangenehmen Gefühlen umgehen.
- Sie schaffen es wieder, einzelnen Menschen zu vertrauen.

Therapieformen und Therapiekombinationen	Pro (Nutzen)	Contra (Kosten)
Medikamentöse Therapie		
Kognitive Verhaltenstherapie (KVT)		
Familienorientierte Therapie		
KVT + Medikamentöse Therapie		
Familienorientierte Therapie + Medikamentöse Therapie		
Alles Therapieformen zusammen		
Keine der Therapieformen		

Abbildung 16: Pro-Contra-Liste zu Therapieformen

- Sie können sich verschiedene Ausgänge für eine Situation vorstellen (flexibler denken).
- Sie können sich flexibler verhalten.
- Sie erleben sich nicht so schnell bedroht.
- Sie deuten eine andere Haltung nicht automatisch als gegen Sie gerichtet.
- Sie können sich besser von unangenehmen Gedanken lösen.
- Sie ziehen sich weniger zurück.
- Sie sind toleranter mit sich und anderen Menschen.

Insgesamt gewinnen Sie wieder mehr Selbstvertrauen und mehr Vertrauen in die Welt um Sie herum. Dadurch verändert sich der Alltag zum Positiven. Das kann im Einzelfall ganz unterschiedlich aussehen. Manche kehren zu ihrer Arbeit zurück, andere trauen sich, eine neue Arbeit anzufangen. Soziale Aktivitäten werden wieder aufgenommen, z. B. Sport oder eine Tätigkeit in einem Verein. Alte Kontakte werden reaktiviert. Meist sind die Therapieeffekte erst mit einer gewissen Verzögerung bemerkbar, das heißt, selbst wenn am Ende der Therapie keine wesentlichen Veränderungen direkt sichtbar sind, arbeiten die gewonnenen Erkenntnisse innerlich in einem weiter, bis der Zeitpunkt kommt, an dem man entscheidende Gewohnheiten verändert.

Nun kehren wir nochmals zu Anton K. zurück. Das Beispiel von Anton soll es Ihnen ermöglichen, sich vorzustellen, welche Prozesse ablaufen können, wenn sich die Verfolgungsängste so steigern, dass ein systematisierter Wahn entsteht und die eigenen Strategien zum Umgang mit den Ängsten nicht mehr ausreichen – also sozusagen der Extremfall eintritt. Im Fall von Anton schalten sich schließlich Personen aus dem sozialen Umfeld ein, nämlich Antons Schwester. Zuvor hatte sie lange überlegt, was sie tun soll. Denn auch Angehörige sind – so wie Betroffene selbst – oft unsicher, ob sie Hilfe holen sollen.

Fallbeispiel: Antons Kontakt zum Hilfenetzwerk

Antons Schwester kann Anton mehrere Wochen nicht erreichen. Sie macht sich Sorgen, weil sie von früheren Situationen weiß, dass Anton nicht mehr auf Anrufe reagiert, wenn er sich stark verängstigt fühlt. Sie ruft den sozialpsychiatrischen Dienst, der sie dabei unterstützt, Anton davon zu überzeugen, sich in den Schutzraum einer Klinik zu begeben. Er willigt ein. Dort kann er erst einmal zur Ruhe kommen und bekommt Medikamente. Denen gegenüber ist er zwar kritisch eingestellt, aber die behandelnde Psychiaterin erklärt ihm geduldig, wie sie wirken und dass sie in seiner Situation Ängste reduzieren können. Er ahnt, dass die Ärztin ihn unterstützen möchte, sodass er sich erst einmal darauf einlässt. Langsam geht es Anton besser. Er ist weniger angespannt und unruhig und kann seine Gedanken wieder mehr auf andere Dinge richten als die wahrgenommene Bedrohung. Seine Schwester war schon zweimal zu Besuch und er ist sich nicht mehr ganz so sicher, ob sie wirklich mit denen, von denen er sich bedroht fühlt, unter einer Decke steckt. Dennoch ist er immer noch stark verunsichert. Seine Psychiaterin hat ihm bei der Entlassung aus der Klinik ein Prospekt einer psychotherapeutischen Ambulanz mitgegeben. Darin heißt es, dass mittels Gespräche therapeutisch auf Ängste und Misstrauen Einfluss genommen werden kann. Anton zögert zunächst, ruft die Ambulanz dann aber doch an und macht einen Termin für ein Erstgespräch.

Zunächst ist der Therapeutin wichtig, Antons Ängste und die Einschränkungen, die er dadurch in seinem Leben erfährt, zu verstehen. Nur so kann sie herausfinden, welche Behandlung für ihn die beste ist. Sie stellt Anton eine Reihe ganz unterschiedlicher Fragen, um anschließend die richtige Diagnose zu stellen. Die Therapeutin erklärt ihm genau, was seine Diagnose bedeutet und nimmt sich außerdem Zeit, um über das Für und Wider von Diagnosen zu sprechen (siehe hierzu auch den Exkurs „Diagnosen" auf Seite 20). Für die psychotherapeutische Behandlung ist entscheidend, wie Antons Erfahrungen seine Gedanken, seine Wahrnehmung, seine Gefühle und sein Verhalten beeinflussen – und gar nicht so sehr der Wahn an sich. Für Anton klingt das in Ordnung. Er ist zwar noch skeptisch, aber bereit, sich auf etwas Neues einzulassen, und sieht es erst einmal als Experiment, das er jederzeit abbrechen kann.

3.2.2 Information für Angehörige

Die Entwicklung einer Verfolgungsangst kann als Bewältigungsversuch eines Menschen in Not verstanden werden. Es geht also darum, mit viel Feingefühl zu verstehen, warum sich eine misstrauische Wahrnehmung entwickelt hat und welches Hilfsangebot am besten geeignet ist, um den Betroffenen dabei zu unterstützen, aus seinen Ängsten herauszufinden und die Zukunft neu zu gestalten.

Für sich selbst sorgen

Zuallererst möchten wir betonen, dass Sie neben der Hilfe, die Sie für Ihre Angehörigen leisten, auch gut auf sich selbst achten und nicht über Ihre Grenzen gehen sollten. Außerdem kann es entlastend sein, sich in Angehörigengruppen über die eigenen Erfahrungen und Sorgen auszutauschen.

Merke

Nur ein Mensch, der für sich sorgt, kann anderen Menschen ein gutes Modell dafür sein, selbst für sich zu sorgen.

Zuhören und Verständnis entwickeln

Wenn Sie emotionale und zeitliche Kapazitäten haben, hilft es, da zu sein, zuzuhören, Verständnis zu haben und zu begleiten, auch wenn der Mensch, den man ja kennt, fremd wirkt und eigentümliche Verhaltensweisen zeigt.

Einen Menschen mit Verfolgungsängsten zu begleiten heißt, ihm zuzuhören und sich einzufühlen, das heißt, die Welt immer wieder mit den Augen des Betroffenen zu sehen und dennoch die eigene Perspektive zu bewahren. Es hilft nicht, zu versuchen, den anderen von der eigenen Wahrnehmung zu überzeugen (z. B. „Das kann doch logischerweise gar nicht sein ..., denk doch mal nach ..."). Meist zieht sich ein Mensch mit Verfolgungsängsten, der ohnehin schon misstrauisch ist, dann noch weiter zurück und die Symptome verschlimmern sich. Hilfreicher ist es, die unterschiedlichen Perspektiven anzuerkennen und zu verstehen, dass die Annahmen der Betroffenen – mögen sie noch so eigentümlich klingen – aus deren Sicht gerade Sinn ergeben, und dass sie damit versuchen, die verwirrenden Erfahrungen, die sie machen, besser zu verstehen.

Konkrete Alltagshilfe und professionelle Hilfe organisieren

Unterstützen Sie den Betroffenen dabei, an einem geregelten Alltag teilzunehmen und auf sich zu achten. Wenn das nicht mehr möglich ist oder Sie sich Sorgen machen, dass der betroffenen Person etwas passieren könnte, zögern Sie nicht, eine professionelle Hilfsperson hinzuzuziehen. Dies gilt auch für den Fall, wenn Sie merken, dass die Situation Sie selbst zu stark belastet. Neben der stationären, teilstationären oder ambulanten Behandlung und der Möglichkeit, psychiatrische Hilfe in Anspruch zu nehmen, gibt es in einigen Städten die integrierte Versorgung, die verschiedene Hilfsangebote miteinander vereint. Zudem besteht die Möglichkeit, sich an einen ambulanten und/oder gesetzlichen Betreuer zu wenden. Diese umfassenderen Hilfenetzwerke kommen infrage, wenn mehr Unterstützung nötig ist, d. h. die Ängste so groß sind, dass sich die bzw. der Betroffene beispielsweise nicht mehr aus dem Haus traut. Wenn bereits eine ambulante sozialpsychiatrische Maßnahme läuft, können die ambulanten Betreuerinnen bzw. Betreuer die betroffene Person zu Hause besuchen und Schwierigkeiten vor Ort besprechen. Sollte noch kein Kontakt zu einem Hilfenetzwerk bestehen, gibt es die Möglichkeit, sich beim sozialpsychiatrischen Dienst zu melden. Dieser kann vor Ort eine Einschätzung des Gesundheitszustandes vornehmen. Wenn Menschen in Ausnahmesituationen keine Entscheidungen mehr treffen können und ihre Unversehrtheit oder die Unversehrtheit anderer nachweislich in Gefahr ist, kommt eine gesetzliche Betreuerin bzw. ein gesetzlicher Betreuer infrage, die bzw. der sich für eine gewisse Zeit um die wesentlichen Bereiche im Leben der betroffenen Person kümmert. Diese Betreuerinnen bzw. Betreuer müssen juristisch bestimmt werden.

Merke

Am Ende gilt: Nur so viel Hilfe wie nötig, bis der betroffene Mensch selbst wieder eigenverantwortlich handeln und sein Leben selbstbestimmt führen kann.

Die wichtigsten Adressen zu Hilfsangeboten finden Sie im Anhang auf Seite 94. Wie für die Betroffenen selbst gilt auch für Sie: Reden Sie über Ihre Sorgen, Ihre Gedanken und Gefühle. Tipps zu Angehörigengruppen finden Sie ebenfalls im Anhang (vgl. Seite 94).

Fallbeispiel: Anton lässt sich helfen

Nachdem Anton eine Weile überlegt hat und auch einige Ängste bei seiner Therapeutin angesprochen hat, entscheidet er sich weiterzumachen. Die Aussicht, dass sonst alles beim Alten bleibt, und der Eindruck, dass der Kontakt zu einer Person und das Sprechen über seine Ängste ihm guttut, helfen Anton bei seiner Entscheidung. Anders als seine Psychiaterin hat die Therapeutin viel mehr Zeit, ihm zuzuhören. Sie will nicht nur wissen, ob er seine Medikamente genommen hat, sondern auch, was ihn beschäftigt und bewegt. Danach fühlt sich seine Situation häufig ein wenig leichter an. Anton wird auch klar, dass er schon lange niemanden mehr getroffen hat, der ihm wirklich zuhört. Und auch wenn eine therapeutische Beziehung keine gewöhnliche Beziehung ist, ist sie ja vielleicht ein guter Anfang, findet Anton.

Zu Beginn der Therapie geht es um Antons Lebensgeschichte. Er begreift, dass es erst einmal darum geht, zu verstehen und zu verarbeiten, was in der Zeit vor dem Klinikaufenthalt, währenddessen und auch danach passiert ist. Zu bemerken, wie die Wahrnehmung der Realität sich verändert, ist eine der schwierigsten Erfahrungen überhaupt. Eine Grundlage der Identität, nämlich, sich auf seine Wahrnehmung verlassen zu können, wird plötzlich infrage gestellt. Diesen Kontrollverlust zu verarbeiten, benötigt Zeit. Um sich wieder an einen geregelten Tagesablauf zu gewöhnen, werden in der Therapie Wochenpläne erstellt, die Anton helfen, Aktivitäten in seinen Alltag zu integrieren, die ihm langfristig guttun und Schritt für Schritt eine Rückkehr in das gesellschaftliche Leben ermöglichen. Die Therapeutin zeigt Anton Übungen, die ihm dabei helfen, wieder positive Erfahrungen zu sammeln. Des Weiteren spricht sie mit ihm über das Thema Gefühle. Er lernt, diese wahrzunehmen, zu unterscheiden und schließlich auch zu beeinflussen (zu regulieren). Zum einen lernt er, anders zu denken, das heißt, das, was er erlebt, anders einzuordnen und hinsichtlich der Konsequenzen neu zu bewerten (z. B., dass Angst „nur" ein Gefühl ist). Zum anderen lernt er einfache Strategien, wie er sich selbst beruhigen kann (z. B., indem er auf seine Atmung achtet) oder wie er sich ablenken kann, wenn die Angst zu groß wird.

Er lernt zudem, den Ängsten etwas entgegenzusetzen und neue Gedanken über sich und die Welt zu entwickeln. Damit steigt auch sein Selbstwertgefühl und Anton traut sich Schritt für Schritt wieder zurück ins Leben. Die Befürchtungen sind zwar noch da, aber Anton hat gelernt, seine Aufmerksamkeit auf etwas anderes zu lenken und die Intensität der Angst damit zu reduzieren. Da Anton auch Schwierigkeiten hatte, Reize zu filtern und sich von Emotionen seines Gegenübers abzugrenzen, hat er mit seiner Therapeutin Strategien entwickelt, wie er Abstand halten kann und wann es wichtig für ihn ist, sich zurückzuziehen.

Außerdem hat die Therapeutin auf Antons Wunsch seine beiden Schwestern zu Therapiegesprächen eingeladen. Er konnte seine Ängste ansprechen und fühlte sich wahrgenommen. Jetzt besucht er alle drei Wochen eine seiner Schwestern zum Essen. Das funktioniert deshalb viel besser als früher, weil Anton gelernt hat, anzusprechen, was ihn beschäftigt, was er sich wünscht, aber auch, was er nicht möchte.

Anhang

Zitierte Literatur

American Psychiatric Association (APA)/Falkai et al. (2015). *Diagnostisches und statistisches Manual psychischer Störungen DSM*-5. Göttingen: Hogrefe.

Deutsche Gesellschaft für Psychiatrie und Psychotherapie, Psychosomatik und Nervenheilkunde e.V. (Hrsg.). (2019). *S3-Leitlinie Schizophrenie* (Langfassung, Version 1.0, 15. März 2019). Verfügbar unter: https://www.awmf.org/leitlinien/detail/ll/038-009.html

Dilling, H. & Freyberger, H.J. (2010). *Taschenführer zur ICD-10-Klassifikation psychischer Störungen*. Bern: Huber.

Freeman, D. & Garety, P. (2014). Advances in understanding and treating persecutory delusions: A review. *Social Psychiatry and Psychiatric Epidemiology, 49* (8), 1179–1189. https://doi.org/10.1007/s00127-014-0928-7

Freeman, D., Garety, P.A., Kuipers, E., Fowler, D. & Bebbington, P.E. (2002). A cognitive model of persecutory delusions. *British Journal of Clinical Psychology, 41*(4), 331-47. https://doi.org/10.1348/014466502760387461.

Freeman, D., Loe, B.S., Kingdon, D., Startup, H., Molodynski, A., Rosebrock, L., Brown, P. et al. (2021). The revised Green et al., Paranoid Thoughts Scale (R-GPTS): Psychometric properties, severity ranges, and clinical cut-offs. *Psychological Medicine, 51* (2), 244–253.

Freeman, D., Morrison, A., Bird, J.C., Chadwick, E., Bold, E., Taylor, K.M., Diamond, R. et al. (2019). The weeks before 100 persecutory delusions: The presence of many potential contributory causal factors. *BJPsych Open, 5* (5), e83. https://doi.org/10.1192/bjo.2019.67

Lincoln, T.M., Pedersen, A., Hahlweg, K., Wiedl, K.H., & Frantz, I. (2019). *Evidenzbasierte Leitlinie zur Psychotherapie von Schizophrenie und anderen psychotischen Störungen*. Göttingen: Hogrefe. https://doi.org/10.1026/02883-000

Lincoln, T.M. & Heibach E. (2017). *Psychosen*. Göttingen: Hogrefe. https://doi.org/10.1026/02749-000

Mehl, S. & Lincoln, T.M. (2014). *Therapie-Tools Psychosen*. Weinheim: Beltz.

Moritz, S. & MCT Study Group. (2022). *Metakognitives Training.* Verfügbar unter: https://clinical-neuropsychology.de/mkt_psychose_manual_deutsch/

Schlier, B. & Bremenkamp, A. (in Vorb.). *Ratgeber Stimmenhören und akustische Halluzinationen. Informationen für Betroffene und Angehörige*. Göttingen: Hogrefe.

Watzke, S., & Schwenke, J. (2014). Irrationale Überzeugungen und Paranoia. *Nervenheilkunde, 9*, 617–625.

Hilfreiche Internetlinks

- *Selbsthilfegruppen*
  kns.kompetenznetz-schizophrenie.info
- *Nationale Kontakt- und Informationsstelle zur Anregung und Unterstützung von Selbsthilfegruppen (NAKOS)*
  https://www.nakos.de/informationen/basiswissen/kontaktstellen/
- *Kontakt- und Informationsstellen für Selbsthilfegruppen (KISS)*
  regional organisiert: z. B. www.kiss-hh.de/ (Hamburg), https://neuro-index.de/2021/03/11/kontakt-informationsstellen-kiss-in-niedersachsen/ (Niedersachsen), https://neuro-index.de/2021/03/11/kontakt-informationsstellen-kiss-in-nordrhein-westfalen/ (NRW), https://neuro-index.de/2019/12/29/kontakt-informationsstellen-kiss-in-bayern/ (Bayern)
- *Bundesverband der Angehörigen psychisch Kranker*
  www.bapk.de
- *Broschüre zu Neuroleptika/Antipsychotika*
  www.dgsp-ev.de/veroeffentlichungen/broschueren/neuroleptika-reduzieren-und-absetzen.html
- *Weiterführende Informationen zu Psychosen*
  https://www.psychenet.de/de/psychische-gesundheit/informationen/psychosen.html
- *Überblick über Hilfsangebote in Hamburg und anderen Bundesländern im Zusammenhang mit psychischen Belastungen*
  https://www.psychenet.de/de/hilfe-finden.html bzw. www.psychenet.de/de/hilfe-finden/spezielle-angebote-in-hamburg.html
- *Trialogforen (Gespräche mit Angehörigen und Fachleuten, wie auch Betroffenen)*
  www.psychenet.de/de/hilfe-finden/hilfesystem-im-ueberblick/selbsthilfe-und-trialog.html
- *Früherkennungsambulanz für psychische Störungen (UKE), Hamburg*
  www.uke.de/kliniken-institute/kliniken/psychiatrie-und-psychotherapie/behandlungsangebot/früherkennung/index.html
- *Hochschulambulanz der Universität Hamburg (Schwerpunkt: Behandlung von Psychosen)*
  www.psy.uni-hamburg.de/arbeitsbereiche/klinische-psychologie-und-psychotherapie/psychotherapeutische-hochschulambulanz.html

Wie bekommt man einen Psychotherapieplatz?

Es gibt verschiedene Wege, um einen Platz für eine Psychotherapie zu erhalten:

- Ihre Hausärztin bzw. Ihr Hausarzt oder eine Fachärztin bzw. ein Facharzt (aus dem Bereich Psychiatrie oder Neurologie) spricht Sie auf die Möglichkeit einer Therapie an und gibt Ihnen im besten Fall einen Tipp, an welche Psychotherapeutin bzw. an welchen Psychotherapeuten Sie sich wenden könnten.
- Sie suchen selbst nach einem Therapieplatz und rufen die Terminservicestelle an oder bitten jemanden aus der Familie oder eine Freundin bzw. einen Freund, Sie bei der Suche zu unterstützen. Es gibt verschiedene Homepages, auf denen Sie nach einer Psychotherapeutin bzw. einem Psychotherapeuten in Ihrer Nähe suchen könnten (z. B. www.therapie.de oder www.psychenet.de).

Wie geht es dann weiter? Sie können eine therapeutische Sprechstunde und vier probatorische Sitzungen in Anspruch nehmen. Ziel der therapeutischen Sprechstunde ist es, sich einen ersten Überblick über die Problematik zu verschaffen und den Bedarf an Psychotherapie abzuschätzen. Im Anschluss erhalten Sie eine Empfehlung für das weitere Vorgehen und eine vorläufige Diagnose. Wenn ein freier Platz vorhanden ist, beginnen die vier probatorischen Sitzungen, d.h. die Sitzungen auf Probe, in denen eine Therapeutin bzw. ein Therapeut Sie besser kennenlernen kann, um einzuschätzen, ob und wie sie bzw. er Ihnen helfen kann. Es geht jedoch auch darum, dass Sie beide überlegen, ob Sie miteinander arbeiten möchten. Die probatorischen Sitzungen können, falls Sie dies wünschen, bei bis zu drei verschiedenen Therapeutinnen bzw. Therapeuten stattfinden. Lassen Sie sich nicht entmutigen, wenn es nicht sofort klappt. Wenn Sie am Ende der probatorischen Sitzungen eine Therapeutin bzw. ein Therapeut gefunden haben, bei der bzw. dem Sie sich vorstellen können, eine Psychotherapie zu machen, und auch diese Therapeutin bzw. dieser Therapeut sich eine Zusammenarbeit vorstellen kann, dann kann ein Antrag für die Kostenübernahme einer Psychotherapie bei der gesetzlichen Krankenkasse gestellt werden.

Sonderfall: Kostenerstattung bzw. Erstattung der Kosten außerhalb der Regelversorgung. Falls Sie keine niedergelassene Therapeutin bzw. keinen niedergelassenen Therapeuten finden, die bzw. der Ihnen innerhalb der nächsten drei

Monate einen Therapieplatz anbieten kann, können Sie versuchen, einen Therapieplatz in einer Privatpraxis zu erhalten. Dabei handelt es sich um Praxen, die keinen Kassensitz haben. Die dort tätigen Psychotherapeutinnen bzw. Psychotherapeuten haben aber die gleiche Qualifikation (d.h. sie sind approbiert) wie ihre niedergelassenen Kolleginnen und Kollegen. Eine genaue Beschreibung des Vorgehens finden sie unter folgendem Link: www.lpk-bw.de/sites/default/files/nachrichten/broschuren/201310-bptk-ratgeber-kostenerstattung.pdf.

Hinweise zu den Online-Materialien

Sie können die in diesem Buch erwähnten Materialien und Audiodateien über unsere Internetseite abrufen. Nutzen Sie dazu bitte den Link hgf.io/download und melden Sie sich nach den dort beschriebenen Schritten an. Wenn Sie nach der Registrierung den Code **B-HV3J7F** unter „Mein Konto → Zusatzmaterialien" im Eingabefeld einfügen, werden Sie automatisch in den Downloadbereich weitergeleitet und können die Online-Materialien zum Buch herunterladen. Um die Materialien dauerhaft im direkten Zugriff zu haben, empfehlen wir Ihnen, sich die gesamten Materialien herunterzuladen und auf dem eigenen Rechner zu speichern.

Folgende Materialen stehen zum Download bereit:
- Audiodatei 1: Spaziergang in der Natur
- Audiodatei 2: Mein innerer Freund
- Audiodatei 3: Schöne Erlebnisse mit anderen
- Audiodatei 4: PMR (Progressive Muskelrelaxation)
- Übung: Was ist hier zu sehen?

Arbeitsblätter

Arbeitsblatt: Selbsttest[2] 1

Bitte lesen Sie sich jede der folgenden Aussagen sorgfältig durch. Die Aussagen beziehen sich jeweils auf Gedanken und Gefühle über andere, die Sie während des letzten Monats erlebt haben könnten. Bitte denken Sie an den letzten Monat zurück und geben Sie auf einer Skala von 0 (= „überhaupt nicht“) bis 4 (= „völlig“) an, in welchem Ausmaß Sie diese Gedanken und Gefühle erlebt haben.

A. Soziale Bezugnahme	**0 überhaupt nicht**	**1**	**2 etwas**	**3**	**4 völlig**
1. Ich habe Zeit damit verbracht, darüber nachzudenken, was Freunde über mich erzählen.	☐	☐	☐	☐	☐
2. Ich habe oft mitbekommen, dass Menschen über mich geredet haben.	☐	☐	☐	☐	☐
3. Ich bin darüber besorgt, dass Freunde und Kollegen mich kritisieren.	☐	☐	☐	☐	☐
4. Menschen haben mit Sicherheit hinter meinem Rücken über mich gelacht.	☐	☐	☐	☐	☐
5. Ich habe viel darüber nachgedacht, dass Menschen den Kontakt zu mir vermieden haben.	☐	☐	☐	☐	☐
6. Menschen haben mir gegenüber Andeutungen gemacht.	☐	☐	☐	☐	☐
7. Ich glaubte, dass bestimmte Leute, nicht diejenigen waren, als die sie erschienen.	☐	☐	☐	☐	☐
8. Dass Menschen hinter meinem Rücken über mich redeten, belastet mich.	☐	☐	☐	☐	☐

Summe der Punkte „A. Soziale Bezugnahme“: ______________________

2 © Freeman et al. (2019); dt. Übersetzung: Watzke und Schwenke (2014). Abdruck erfolgt mit freundlicher Genehmigung.

Arbeitsblatt: Selbsttest (Forts.) 1

B. Verfolgung	0 überhaupt nicht	1	2 etwas	3	4 völlig
1. Bestimmte Personen hatten es auf mich abgesehen.	☐	☐	☐	☐	☐
2. Menschen starrten mich an, damit ich mich bedroht fühlte.	☐	☐	☐	☐	☐
3. Ich bin sicher, dass bestimmte Personen Dinge getan haben, um mich zu verärgern.	☐	☐	☐	☐	☐
4. Ich war davon überzeugt, dass es eine Verschwörung gegen mich gab.	☐	☐	☐	☐	☐
5. Ich war mir sicher, dass mir jemand Leid zufügen wollte.	☐	☐	☐	☐	☐
6. Ich konnte nicht aufhören, daran zu denken, dass Menschen mich verwirren wollten.	☐	☐	☐	☐	☐
7. Es hat mich belastet, schikaniert zu werden.	☐	☐	☐	☐	☐
8. Es war schwierig, nicht daran zu denken, dass Menschen wollten, dass es mir schlecht geht.	☐	☐	☐	☐	☐
9. Menschen waren mir gegenüber absichtlich feindselig.	☐	☐	☐	☐	☐
10. Ich war wütend darüber, dass mir jemand Leid zufügen wollte.	☐	☐	☐	☐	☐

Summe der Punkte „B. Verfolgung“: ____________________

Arbeitsblatt: Selbsttest (Forts.)

1

Auswertung (nach Freeman et al., 2021): Zählen Sie die Punkte für beide Bereiche (A und B) jeweils zusammen. Die folgende Tabelle gibt Ihnen eine Orientierung, wie Ihre aktuellen Ängste einzuschätzen sind. Bitte wenden Sie sich bei Fragen, bei Unsicherheit oder bei dem Wunsch nach einer professionellen Diagnostik an die Unterstützerinnen bzw. Unterstützer Ihres Vertrauens (z.B. an eine Psychologin bzw. einen Psychologen oder eine Ärztin bzw. einen Arzt).

Summe der Punkte „A. Soziale Bezugnahme" (0–32 Punkte)	**Einschätzung des Schweregrads der Verfolgungsängste**
0–9	durchschnittlich
10–15	erhöht
16–20	deutlich erhöht
21–24	schwer
25–32	sehr schwer
Summe der Punkte „B. Verfolgung" (0–40 Punkte)	**Einschätzung des Schweregrads der Verfolgungsängste**
0–5	durchschnittlich
6–10	erhöht
11–17	deutlich erhöht
18–27	schwer
28–40	sehr schwer
Ab 18 Punkten spricht man von klinisch relevanten Verfolgungsängsten	

Arbeitsblatt: Persönliches Erklärungsmodell 2

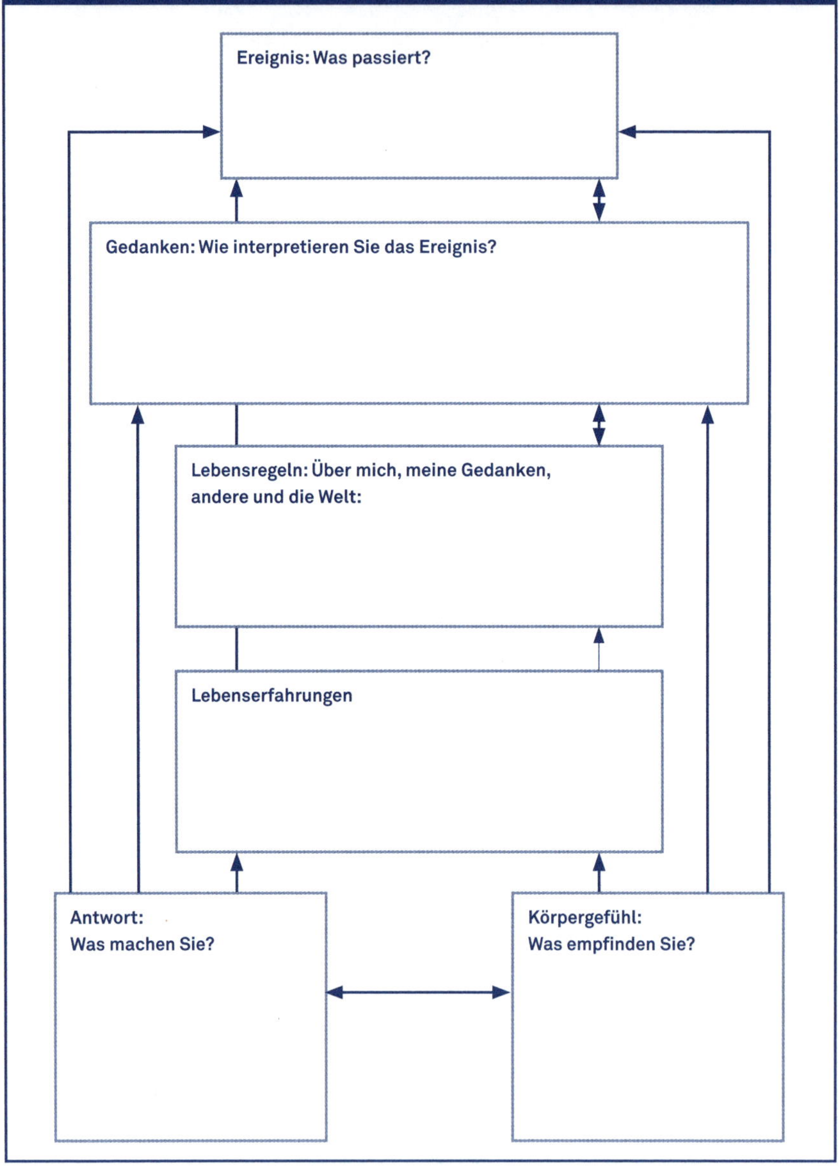

Arbeitsblatt: Mein persönliches ABC-Modell 3

Denken Sie an eine Situation der letzten Tage, durch die bei Ihnen ein unangenehmes Gefühl ausgelöst wurde. Versuchen Sie, den Gedanken, das Gefühl dahinter und das Verhalten zu erkennen und zu benennen. Im zweiten Schritt versuchen Sie, den Gedanken so zu ändern, dass ein anderes, weniger belastendes Gefühl dabei entsteht. Wie ändert sich Ihr Verhalten?

1. Schritt: Welche Situation hat bei mir ein unangenehmes Gefühl ausgelöst? Was war mein Gedanke dabei?

Situation	Gedanke	Gefühl	Verhalten

2. Schritt: Zu welchem Gefühl komme ich, wenn ich den Gedanken ändere?

Situation	Gedanke	Gefühl	Verhalten

Arbeitsblatt: Wochenplan

4

Meine Woche, wie sie gerade ist

	Montag	Dienstag	Mittwoch	Donnerstag	Freitag	Samstag	Sonntag
Vormittag							
Mittag							
Nachmittag							
Abend							
☺ 😐 ☹ *							

* Wie zufrieden war ich mit dem Tag?

Arbeitsblatt: Wochenplan (Forts.) 4

Meine ideale Woche

	Montag	Dienstag	Mittwoch	Donnerstag	Freitag	Samstag	Sonntag
Vormittag							
Mittag							
Nachmittag							
Abend							
☺ 😐 ☹ *							

* Wie zufrieden war ich mit dem Tag?

Arbeitsblatt: Mein persönliches Vier-Felder-Schema

5

Wägen Sie mithilfe des Vier-Felder-Schemas die Kosten und den Nutzen einer Annahme ab, die Sie ängstigt.

	Realität (was tatsächlich zutrifft)	
	1. Szenario: Meine Annahme trifft tatsächlich zu	**2. Szenario: Die alternative Annahme trifft tatsächlich zu**
Meine Annahme: __________ __________ __________ __________ __________ __________		
Alternative Annahme: __________ __________ __________ __________ __________ __________		

Arbeitsblatt: „Spaziergang in der Natur" und Atemübungen 6

Spaziergang in der Natur

Wenn wir mit inneren Vorgängen, zu denen auch Gefühle, wie beispielsweise Ängste, gehören, beschäftigt sind, nehmen wir nicht wahr, was um uns herum passiert. Vielleicht haben Sie auch schon einmal erlebt, dass Sie plötzlich an einem anderen Ort als zuvor sind und nicht so genau sagen können, wie Sie dort hingekommen sind. Meist ist man dann zu sehr mit seinen Gedanken oder Gefühlen beschäftigt.

Um sich wieder mehr in Balance zu erleben, ist es wichtig, ein Gleichgewicht zu schaffen zwischen der Aufmerksamkeit, die nach innen gerichtet ist, und der Aufmerksamkeit, die sich nach außen richtet. Der folgende Spaziergang in der Natur soll Ihnen dabei helfen, die Wahrnehmung wieder mehr nach außen in die Umwelt, die Sie umgibt, zu lenken.

Am besten, Sie gehen nach draußen. Notfalls können Sie den Spaziergang aber auch in der eigenen Wohnung durchführen. Wir werden Sie nun durch alle Sinne führen und Sie dabei begleiten, jeden einzelnen Ihrer Sinne ganz bewusst zu spüren:

1. *Sehen:* Worauf fällt Ihr Blick gerade? Wie genau sieht die Sache aus, auf die Sie Ihren Blick gerichtet haben? Welche Farbe hat sie, welche Kontur? Liegt sie im Schatten? Ist sie hell oder dunkel? Vielleicht mögen Sie Ihren Blick weiter schweifen lassen und noch mehr in Ihr Blickfeld kommen lassen. Was sehen Sie jetzt?
2. *Fühlen:* Was nimmt Ihr Körper gerade wahr? Ihre Haut? Ist es kalt oder warm? Streicht ein Windhauch über die Haut oder ist es windstill? Spüren Sie den Boden unter den Füßen? Ist er weich oder hart? Können Sie die Kleidung, die Sie tragen spüren? Wie fühlt sich das an?
3. *Hören:* Was nehmen Ihre Ohren gerade wahr? Gibt es ferne und nahe Geräusche? Wie würden Sie das, was Sie hören, beschreiben? Sind es bekannte oder unbekannte Geräusche? Hohe oder tiefe Töne?
4. *Riechen:* Was genau nehmen Sie gerade durch Ihre Nase wahr? Wie riecht die Luft, ganz egal, ob Sie gerade im Wald, auf dem Feld, an einer Straße oder in Ihrem Zimmer sind. Ist die Luft staubig, trocken, feucht? Wie riecht Ihre Haut, wie Ihr Atem? Ist da noch ein anderer Geruch in der Luft?
5. *Geschmack:* Was schmecken Sie gerade? Haben Sie etwas gegessen oder können Sie vor allem Ihren Speichel schmecken? Wonach schmeckt er? Nehmen Sie gerne etwas in den Mund, vielleicht ein Bonbon. Wo genau

schmecken Sie die Süße, die Säure? Gibt es noch andere Geschmacksrichtungen? An welcher Stelle der Zunge spüren Sie welchen Geschmack?

Nehmen Sie sich noch einen Moment Zeit, um das Erlebte nachwirken zu lassen. Ist es Ihnen gelungen, einen Moment aus der Innenwelt aufzutauchen? Wie hat sich das für Sie angefühlt? Nehmen Sie die Übung mit der Gewissheit wahr, dass Sie jederzeit in die Außenwelt eintauchen können, wenn Sie es sich wünschen, zum Beispiel, wenn die Ängste zu stark werden.

Atemübung: Mehr ausatmen als einatmen

Bei Unruhe und innerer Anspannung, was bei Verfolgungsängsten häufig vorkommt, atmen wir schneller und häufig mehr ein als aus (sogenannte Hechel-Atmung). Dadurch steigt die Sauerstoffkonzentration im Blut und der Körper geht in den „Alarmzustand“, das heißt, die Anspannung steigt weiter. Um diesem Effekt entgegenzuwirken, ist es wichtig, gezielt mehr aus- als einzuatmen (also mehr CO2 aufzunehmen). Dafür gibt es verschiedene Strategien. Probieren Sie sie aus, bis Sie die Strategie gefunden haben, die für Sie am hilfreichsten und vor allem schnell anwendbar ist:

1. In die Hände ausatmen und diesen Atem wieder einatmen.
2. Beim Einatmen im Gedanken bis 3 zählen, beim Ausatmen bis 4.
3. Durch den leicht geschlossenen Mund ausatmen (Lippenbremse).

Atemübung (für Fortgeschrittene)

Am hilfreichsten ist eine Kombination aus den beiden Übungen, das heißt, wenn Sie beispielsweise zum Arzt müssen, aber Sorge haben, dass Sie verfolgt werden könnten, dann achten Sie einerseits mit allen Sinnen auf das, was Sie draußen wahrnehmen, und versuchen Sie gleichzeitig, auf eine zuvor gut eingeübte Art und Weise zu atmen. Meist eignet sich dafür die Lippenbremse am besten, da Sie bei dieser Atemtechnik gedanklich nicht mit zwei Dingen beschäftigt sind. Natürlich können Sie auch andere Übungen kombinieren. Stellen Sie sich Ihren eigenen kleinen „Werkzeugkoffer“ mit Strategien zusammen, die Sie automatisch, also ohne lange darüber nachdenken zu müssen, anwenden können, immer dann, wenn die Verfolgungsängste Ihnen keinen Raum mehr lassen, um lange zu überlegen.

Arbeitsblatt: Meine Stärken und Schwächen 7

Meine Stärken	Meine Schwächen
(Beispiel: Ich kann gut zuhören)	(Beispiel: Ich bin oft unpünktlich)

Arbeitsblatt: Vorstellungsübungen

8

Vorstellungsübung „Mein innerer Freund“

Am besten, Sie schließen dabei die Augen oder schauen auf einen entfernten Punkt.

Wenn man überkritisch mit sich ist, sich hilflos oder ängstlich fühlt, traurig oder einsam ist, dann kann diese Übung helfen, sorgsamer mit sich umzugehen und das unangenehme Gefühl zu verändern. Ihrer Kreativität sind dabei keine Grenzen gesetzt. Der innere Freund, die innere Freundin, kann jemand sein, den Sie mal kannten, oder jemand, den Sie tatsächlich an Ihrer Seite haben. Es kann eine Person oder ein Wesen aus einem Märchen, einer Serie, einem Spiel oder ein geliebtes Tier sein. Hauptsache, Sie haben sie relativ klar vor Augen. Es ist ein Begleiter, der verständnisvoll ist, der Sie so annimmt, wie Sie sind, und sich liebevoll um Sie kümmert. Natürlich können Sie sich auch selbst ein guter innerer Freund oder eine innere Freundin sein. Die folgenden Fragen sollen Ihnen dabei helfen, dieser Vorstellung näher zu kommen:

Stellen Sie sich jemanden vor, der

- sich um Sie sorgt und Sie in den richtigen Momenten unterstützt,
- Ihnen zuhört, wenn Sie Sorgen oder Schwierigkeiten haben,
- sich Zeit nimmt, um mit Ihnen zusammen zu sein,
- liebevoll mit Ihnen umgeht,
- Sie tröstet, wenn Sie traurig sind, und beruhigt, wenn Sie ängstlich sind,
- es Ihnen leicht macht, sich zu zeigen, auch wenn es Ihnen nicht gut geht,
- Sie annimmt, auch wenn Sie das bei sich selbst nicht immer können,
- ein Vorbild darin ist, eigene Bedürfnisse und die von anderen Menschen gut auszubalancieren,
- Sie motiviert, Grenzen zu setzen, wo es nötig ist,
- Sie mag, wie Sie sind, und Ihnen das auch zeigt.

Spüren Sie immer mal wieder in die Fragen hinein. Es kann sein, dass nicht sofort eine passende Person oder Figur auftaucht oder diese nur die ein oder andere der genannten Eigenschaften hat. Das ist gar nicht schlimm. Schritt für Schritt kommen Sie der Vorstellung näher, was damit gemeint ist, einen guten Freund oder eine gute Freundin in Ihrem Inneren zu tragen.

Arbeitsblatt: Vorstellungsübungen (Forts.) 8

Wenn es so weit ist, dann können Sie ihn oder sie gerade in schwierigen Situationen aktivieren und Kontakt zu ihm oder ihr aufnehmen. Fällt Ihnen eine Situation ein, in der ein innerer positiver Begleiter hilfreich gewesen wäre? Nehmen Sie sich einen Moment und versuchen Sie sich nochmals mit allen Sinnen in die schwierige Situation hineinzuversetzen, um dann den inneren Freund oder die innere Freundin herbeizurufen:

Wie sieht er oder sie aus? Was brauchen Sie? Was rät er oder sie Ihnen in dem Moment? Was sagt er oder sie zu Ihnen? Was tut er oder sie mit Ihnen gerade? (Legt er oder sie die Hand auf Ihre Schulter, umarmt er oder sie Sie oder hält er oder sie Abstand und hört einfach nur zu?) Was genau fühlt sich für Sie jetzt richtig an? Welche Worte tun Ihnen jetzt gut? Welche Gestik?

Wenn Sie ein wohliges, warmes Gefühl in sich spüren, dann haben Sie guten Kontakt zu Ihrem inneren Freund, Ihrer inneren Freundin aufgenommen. Lassen Sie ihn oder sie noch etwas da sein und verabschieden Sie sich dann mit der Gewissheit, dass Sie ihn oder sie jederzeit wieder herbeirufen können.

Nehmen Sie nun dieses angenehme Gefühl und die Gewissheit nicht alleine zu sein, mit in Ihren Alltag.

Vorstellungsübung „Schöne Erlebnisse mit anderen"

In dieser Vorstellung geht es darum, ein Gegengewicht zu den negativen Erfahrungen mit anderen Menschen zu schaffen, die Sie vielleicht gemacht haben. Um sich zu schützen, erinnern wir uns manchmal vor allem an die unangenehmen Erlebnisse, was zur Folge hat, dass wir anderen Menschen mit Misstrauen begegnen oder diese meiden und dann auch keine positiven zwischenmenschlichen Erfahrungen mehr machen. Aber auch diese gibt es zwangsläufig in jedem Leben. Hier soll es darum gehen, sich ganz bewusst auf die guten Momente mit anderen zu konzentrieren:

Schließen Sie die Augen und denken Sie an einen Moment, in dem eine andere Person ein angenehmes Gefühl in Ihnen ausgelöst hat: Freude oder Zuneigung, vielleicht sogar Liebe. Vielleicht war die Person besonders freundlich zu Ihnen, hat Ihre Unsicherheit bemerkt und Ihnen geholfen, damit besser klarzukommen, vielleicht hat Sie jemand bei einer wichtigen Sache unterstützt, ein paar schöne Worte gesagt, oder Sie haben sich einfach in der Gegenwart der anderen Person wohlgefühlt. Vielleicht haben Sie durch

Arbeitsblatt: Vorstellungsübungen (Forts.) 8

die andere Person etwas besonders Schönes an sich entdeckt? Vielleicht haben Sie auch realisiert, dass sich eine zuvor wahrgenommene Ablehnung in Luft aufgelöst hat.

Wenn Sie solch einen Moment gegriffen haben, dann bleiben Sie eine Weile in dieser Erinnerung und versuchen Sie sich alles genau vorzustellen. Wo sind Sie genau und wer ist noch dabei? Was passiert? Was für ein Gefühl entsteht? Wie ist die Stimmung? Was machen Sie und wie reagiert die andere Person? Was sagt sie? Wie ist ihre Mimik? Wie ist ihre Gestik?

Nehmen Sie das Gefühl mit in Ihren Alltag, wenn Sie die Bilder der Szene nun langsam verblassen lassen und zurück in die Gegenwart kommen.

Diese Übung kann auch dann hilfreich sein, wenn Sie kurz vor einem Zusammentreffen stehen, das Ihnen Sorgen macht. Menschen, die bedrohliche Erfahrungen gemacht haben, gehen oft vom Schlimmsten aus. Versuchen Sie mal das Gegenteil und gehen Sie vom Besten aus, das heißt, dass Sie eine besonders schöne Erfahrung mit einer anderen Person erwartet. Was passiert?

Arbeitsblatt: 14 Anregungen für den Alltag **9**

1. Tagesstruktur halten: Auf regelmäßige Mahlzeiten, Zu-Bett-Geh- und Aufsteh-Zeiten achten. Schlaf ist besonders wichtig!
2. Auf eine gute Balance zwischen Genuss und Pflicht achten. Besonders auf die Beibehaltung sozialer Routinen achten (z.B. zum Bäcker gehen oder Aktivitäten mit anderen Menschen).
3. Übungen zur inneren Balance durchführen (z.B. Atemübungen, Progressive Muskelentspannung, Yoga).
4. Kontakt zu Freundinnen bzw. Freunden oder Familie aufrechterhalten bzw. aufbauen (ein kleines Telefonat pro Woche kann schon ausreichen), sozialen Rückzug vermeiden.
5. Mit engen Vertrauten über die eigenen Befürchtungen und Veränderungen im Erleben sprechen (evtl. im Rahmen von Selbsthilfegruppen).
6. Grübelzeiten reduzieren und automatische Gedanken infrage stellen.
7. Aufmerksamkeit immer wieder nach außen richten (z.B. Spaziergang in der Natur).
8. Auf verschiedene Informationen und Quellen achten.
9. Sicherheitsverhalten reduzieren. Neues wagen. Altgewohntes hinterfragen.
10. Bewusstmachen eigener Stärken und Fähigkeiten.
11. Akzeptanz von unangenehmen Gefühlen (sie sind „nur" das Ergebnis unserer Bewertung).
12. Die Aufmerksamkeit auf Positives richten (z.B. an positive Ereignisse denken, mutmachende Gedanken).
13. Achtsam mit sich umgehen und sich selbst Zeit geben, um mit der aktuellen Erfahrung zurechtzukommen.
14. Den eigenen Lebensweg aktiv gestalten.